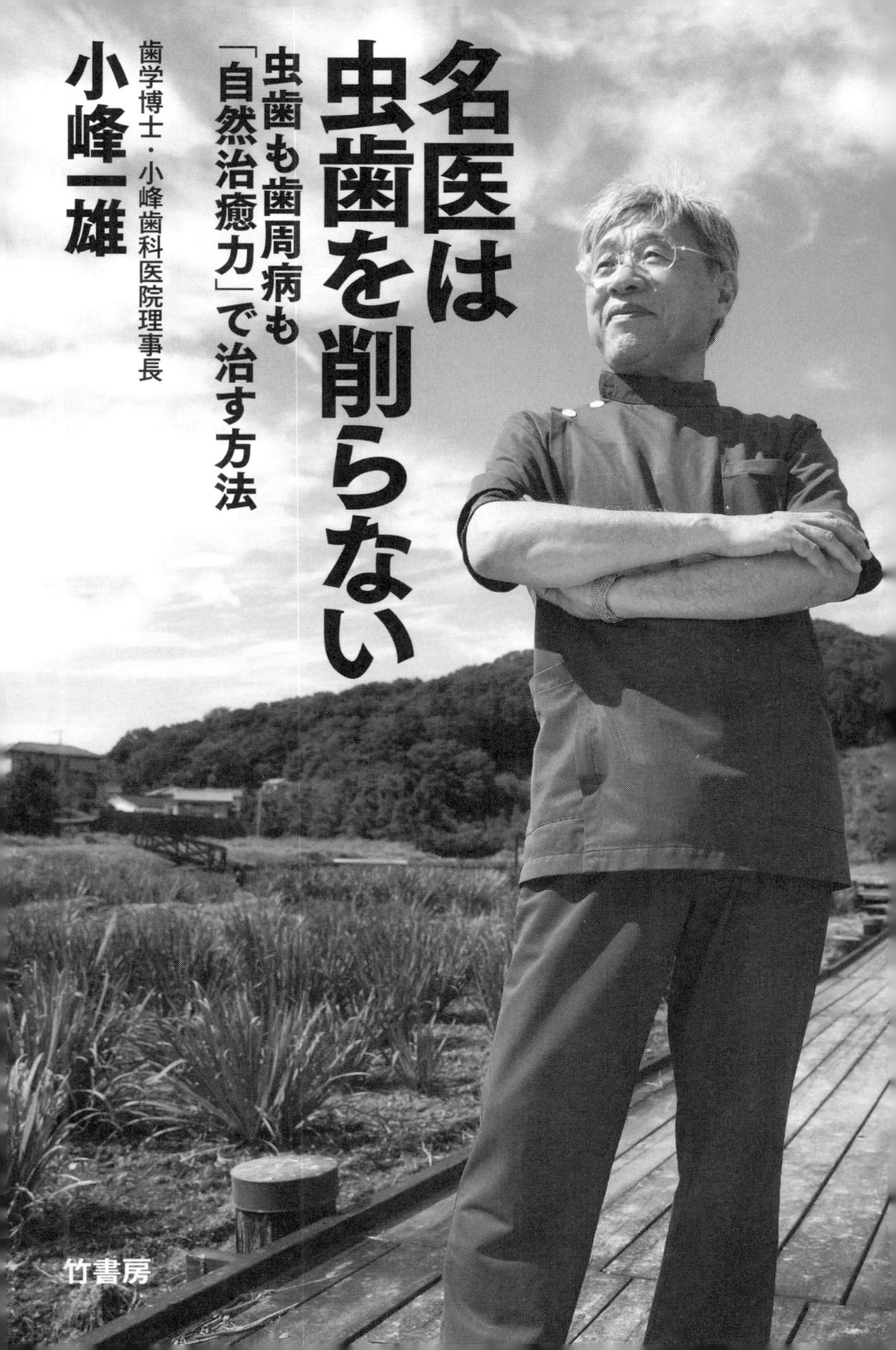

名医は虫歯を削らない

虫歯も歯周病も「自然治癒力」で治す方法

歯学博士・小峰歯科医院理事長
小峰一雄

竹書房

目次

第5章 削らない！ 痛くない！ あっという間に治せる新時代の虫歯治療法

第6章 虫歯、歯周病は体が発するS・O・S！

第7章 本当に怖い砂糖の話

第8章　骨粗しょう症を防ぎたいならカルシウムは摂ってはいけない

第9章　医科歯科連携で、医療の質のさらなる向上を目指す

第10章　削らない治療と新しい医療制度が日本と世界の虫歯を救う

目次

はじめに

私は埼玉県で歯科クリニックを営む歯医者です。開業して35年、ついにすべての患者さんに喜んでいただける歯科治療法を見つけ出し、確立することができました。そして、この素晴らしい技術を1人でも多くの方に知ってもらいたく、この本を出版させていただくことにしました。

長年歯科治療を行ってきた私が分かったこと、それは「虫歯は削れば削るほど悪化する」というとんでもない事実です。みなさんは、虫歯を治してもらうために歯医者に行くと思いますが、もしその治療が原因でさらに深刻なトラブルを抱えることになったら、どうしますか？「本末転倒だ！」と納得できないことでしょう。

しかし残念ながら、それが事実です。私自身、多くの患者さんの治療を行ってきた結果、その現実を思い知らされ、愕然としました。そして歯を治せないなら、歯医者などやめるべきではないか、と思い悩む日々が続きました。

しかしここで逃げてしまったら、患者さんは間違った治療を受け続けることになります。そこで私は考えを変え、「虫歯ができなければ、削らなくて済むのでは」「私は虫歯をつくらない歯科医になろう」と思い至りました。そこから虫歯ができる人とできない人の違いについて研究を重ね、虫歯ができる原因と予防法について、私なりの結論を導き出し、オリジナルの予防歯科を確立しました。そしてついに、歯を削らずに治療できる方法を見つけたのです。

この方法は、すでに多くの患者さんが体験され、多くの喜びの声をいただいています。虫歯を壊さず、痛みも与えない治療法です。この治療法は、歯科界を大きく変え、これからの歯科治療のスタンダードになる！　そう確信した私は、ぜひ多くの方々にも知っていただきたく、普及活動を始めていますが、すでに多くのメディアでも画期的な虫歯治療法として取り上げていただいています。

さらに長年の研究の結果、歯の健康と体の健康がいかに密接に関わっているか、つまり虫歯や歯周病は体の病気、あるいは未病の表れであるということも分かってきました。もしみなさんが一生健康に過ごしたいと願うなら、まず今の歯の状態を確認してください。もし虫歯や歯周病はありませんか？　もしあるなら、それは今すぐ健康を取り戻すための行動を始めなさいというサインです。

中には健康に無関心で、病気になったら病院に行けばいいと思っている人もいるかもしれません。でもそれでは遅すぎます。そもそも莫大な治療費を払いながら体調が優れないまま生きていくなんてもったいないと思いませんか。

わが国はすでに高齢化社会に突入しており、このままでは医療体制の崩壊は必至です。本来あるべき医療先進国とは、真の医療とはどういうものか、みなさんと一緒に考えていければ幸いです。

第1章
虫歯は削らなくても自然に治る

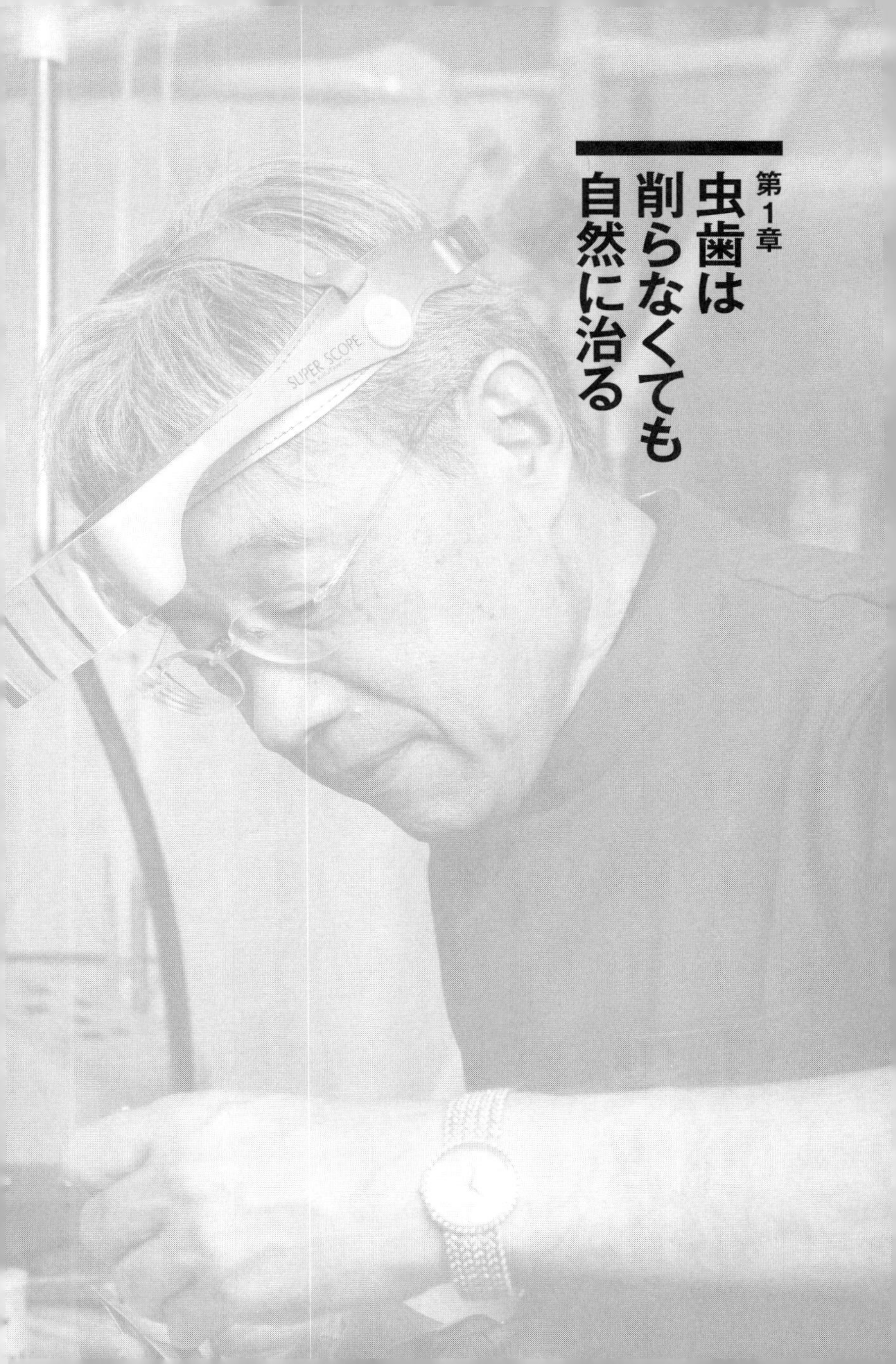

自然治癒力が虫歯を治す

みなさんは歯に痛みを感じたら、どのように思いますか。当然のように「虫歯ができたに違いない」「早く歯医者に行って削ってもらわなければ」と思うのではないでしょうか。あるいは歯医者には行きたくないからずっと放置してきたという人も、「このままでは抜歯することになるかもしれない」と思っているのではないでしょうか。少なくとも、「このまま自然に治るのを待とう」と考える人はほとんどいないでしょう。

しかし、それは間違いです。人間には、壊れた細胞を自分の力で治す「自然治癒力」が備わっています。皮膚にできた傷がいつか自然に治るように、虫歯は放っておけば自然に治るのです。まずは、私が実際に出会った患者さんのお話をしましょう。

症例❶

患者のSさんは、奥歯に大きな虫歯の穴が開いてしまったため来院されました。そこで口の中を見てみると、確かに大きな穴は開いていますが、見た感じがふつうの虫歯と違います。別の病院で治療したわけでもないのに、虫歯で神経が出ていたと思われる穴がふさ

虫歯が自然に治った実際の写真

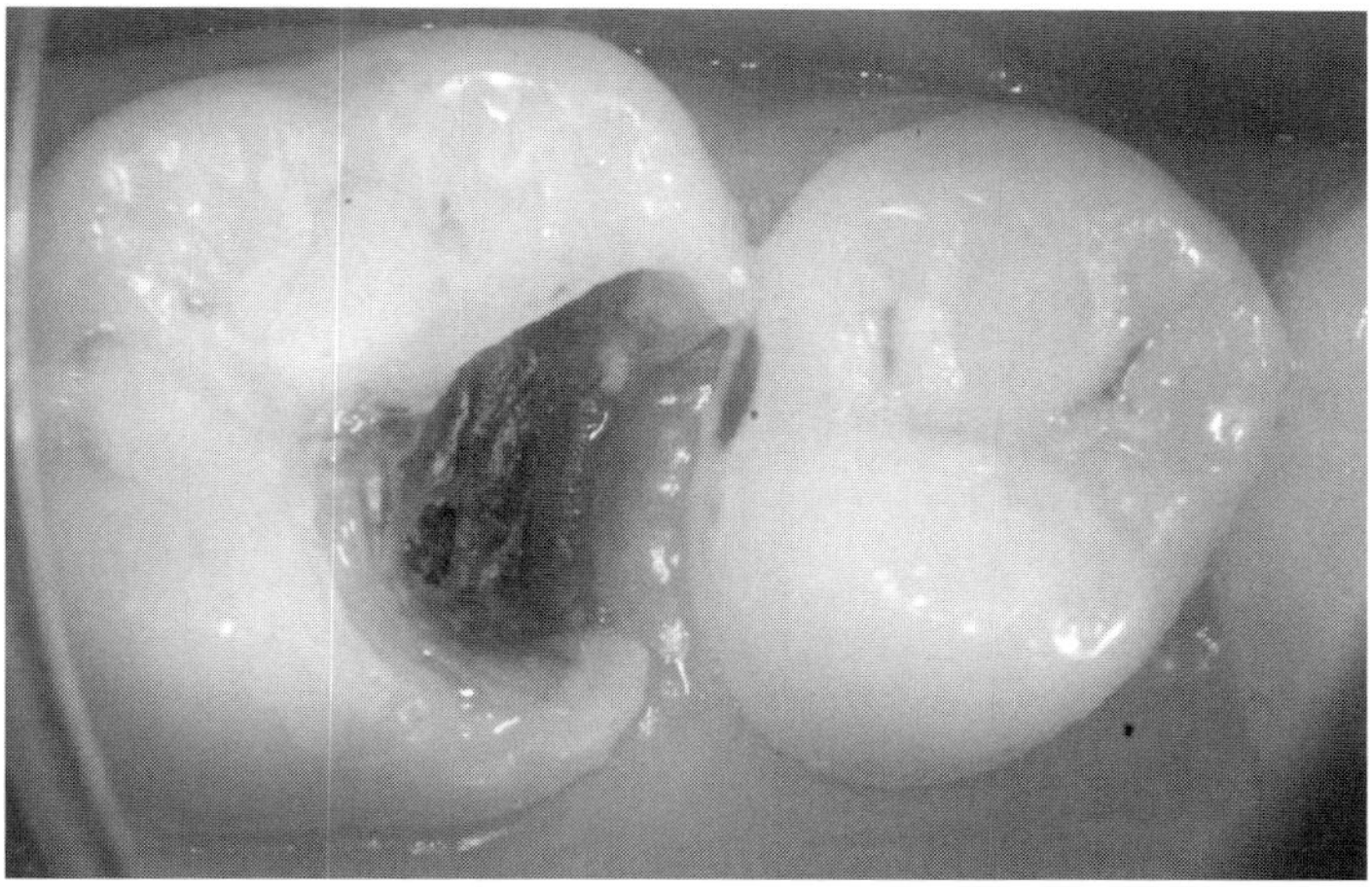

真ん中の黒っぽくなっている部分が、もともと虫歯のため神経が出ていたと思われる場所。しかし調べたところ、どうやら自然に再石灰化して穴がふさがれたようで、神経も正常になっていた

がっている。つまり自然に治り始めているのです。

聞けばSさんは、どうしても歯医者に行きたくなかったため、痛みが出ないよう冷たいものや甘いものを避け、歯磨きのときも神経が出ている場所には触れないよう気をつけていたといいます。皮膚の傷も、触りすぎると治りが悪くなってしまうため、できるだけ触れないようにするのが原則です。それと同じで、歯も外からの刺激をほとんど受けなかったため、虫歯が自然に治ったのです。

前ページにあるものが実際の写真です。

虫歯の大きな穴の真ん中に、色の濃い部分が見えると思います。実はここが、もともと神経が出ていた部分。まったく治療しなかったにも拘わらず、再石灰化が進み、神経部分が自然にふさがっているのがお分かりいただけるでしょう。

症例❷

２人の姉妹の例をご紹介します。お姉さんは、幼いころ歯医者で虫歯の治療を受けたとき、あまりに痛かったため、「二度と行きたくない」と35年間、歯医者に行かなかったと言います。そこで口の中を見てみたところ、前に虫歯があった痕跡はあるものの、ほとんど治っている状態でした。しかも歯周病もまったくない、大変優秀な状態でした。しかしご本人は、特に何もしなかったと言っています。

一方、妹さんはずっとまじめに歯医者に通院し、虫歯もすべてきれいに治療されていました。しかも、そのほとんどが高価なセラミックの人工歯で、相当お金をかけて治療されてきた様子が見られます。それにも拘わらず、妹さんは歯周病がひどい状態で、5年もすればすべての歯が抜け落ちてしまうのではないかというほどでした。

結果として、お姉さんには今までの生活を継続していただくだけで特に処置は必要なく、妹さんにはできる限り今の歯を保てるよう、治療を行うことになりました。

お2人ともこれまで、ご自身でしっかりケアをしてこられ、特に妹さんは通院していた歯医者で歯周病ケアも行っていたはずです。それなのに、なぜこのような結果になったのか。歯医者で治療することが、必ずしも歯によいとは限らない、むしろヘタに触らず、〝何もしない〟ほうがよかったということです。

「虫歯」の自然治癒は歯医者も知らない

以上のように、虫歯は自然に治ります！　先ほども言いましたが、人間には自然治癒力が備わっていて、体のあらゆる器官は傷付いたとき、それを治そうと動き出します。ですから虫歯が自然に治ると言っても、なんら不思議なことではないのです。ただし虫歯の度合いが大きいものは、治るまでに時間がかかるため、元通りに治らなかったり、命に関わる場合もあり、外科的処置が必要になってきます。

とは言え「そんな話は聞いたことがない」「そもそも自然に治ったことなんてない」と言われる方も多いと思います。実際、私たち歯医者も、歯科大学ではそのように習っていませんので、多くの歯医者も知らない事実です。ですが実際に現場にいて、日々患者さんの歯に真剣に向き合っているなら、虫歯が自然治癒している状態をたびたび目撃しているはずなのです。

ただし自然治癒を促すためには、ある程度の条件を整える必要があります。その条件がなかなか厳しいため、多くの人の虫歯は自然治癒せず、痛みに耐えられなくなって歯医者で削ってしまうことになるのです。

しかし、たとえ虫歯になっても、安易に歯を削ってほしくありません。歯は削った瞬間から、口の中はもちろん、体の健康にも悪影響が及びます。次の章では、歯を削ることの恐ろしさについて、詳しくお伝えしていきます。

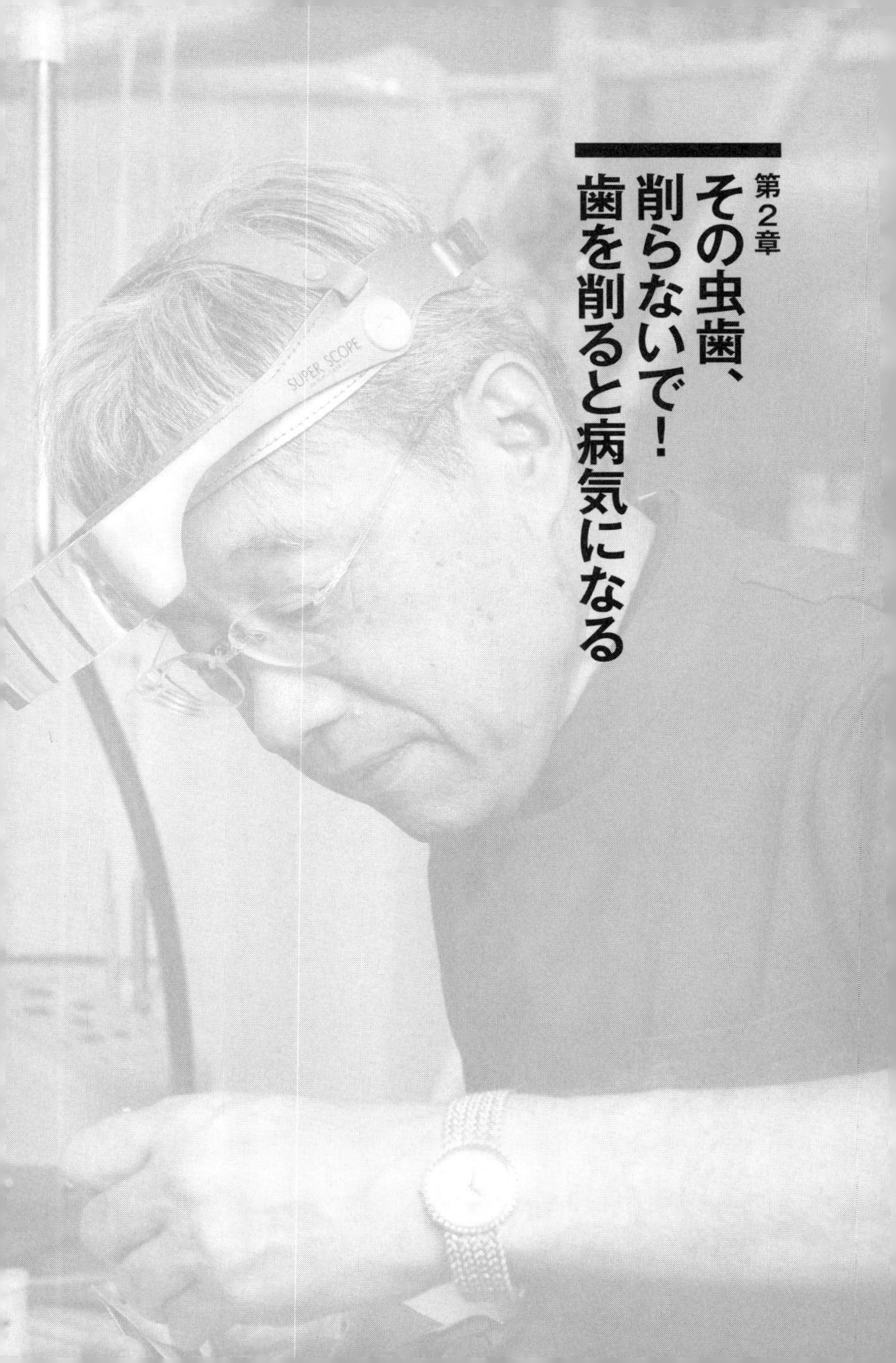

第2章

その虫歯、削らないで！歯を削ると病気になる

歯は削れば削るほど、もろくなる

世の中の多くの人は、虫歯ができたと思ったら、歯医者に行きます。そして世の中の多くの歯医者は口の中を見て、虫歯だな、と思ったら（あるいは思わなくても）、「今のうちに削らないと大変なことになりますよ」と言い、有無を言わさず歯を削ります。ここに患者さんが判断する余地はほとんどありません。

でも痛い思いをして削ってもらったことだし、これでやっと一安心……と思ったら大間違い。実は歯は少しでも削られた瞬間、いつか歯を抜かなければならない運命にさらされたことになるのです。

どういうことか、詳しくご説明しましょう。

人間の歯は、図のように3つの構造でできています。歯の中心部に「歯髄《しずい》」と呼ばれる歯の神経があり、その周りを「象牙質《ぞうげしつ》」と呼ばれるやわらかい部分がおおっています。そしてさらに、その表面を「エナメル質」という硬い層が守っているのです。このエナメル質は、別名・ほうろう質と呼ばれ、ガラスのような性質を持っています。

歯の構造の図

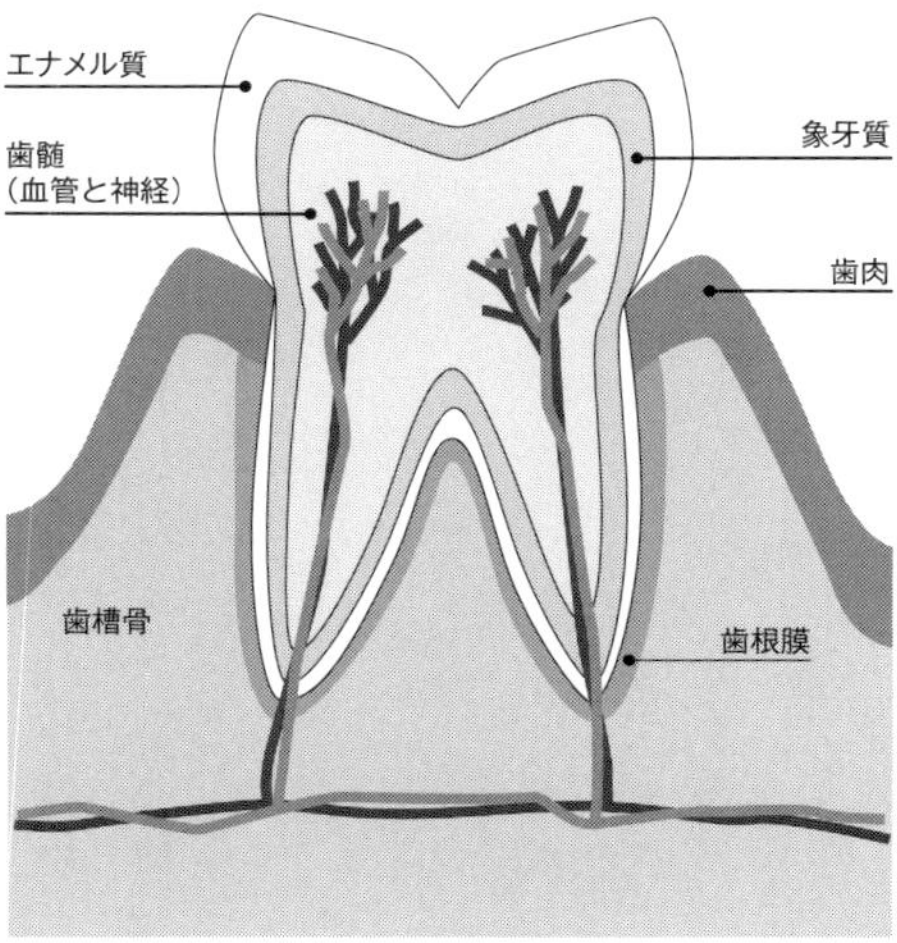

みなさんもご存じのようにガラスはキズが付くとひびが入り、非常に割れやすくなります。同じように虫歯で削った歯は、削った部分だけでなく、目には見えない無数のひびが全体に入った状態になります。そこに、たとえばインレー（歯の詰めもの）のような金属を装着すると、それがくさびのような働きをして、一気に歯が割れてしまうことがあるのです。そのダメージは、場合によっては歯の神経まで達し、結果的に神経を抜かなければならなくなるかもしれません。つまり歯を削ると、そのときにあった虫歯の治療はうまくいったように見えますが、長い目で見ると歯そのものの寿命を短くしているのです。

ですから小さいお子さんをお持ちの親御さんは、特に注意してあげてください。実は海外では、20歳以下の子どもの歯は削ってはならないというのが常識になっています。なぜなら成長期の子どもの永久歯を削ってしまうと、30歳までに抜歯することになる確率が大変高いということが、統計的にも明らかになっているからです。

削らないと儲からない保険診療の弊害

それにも拘わらず、なぜ日本の歯医者はためらいもなく、若い永久歯を削ってしまうの

インレーの弊害

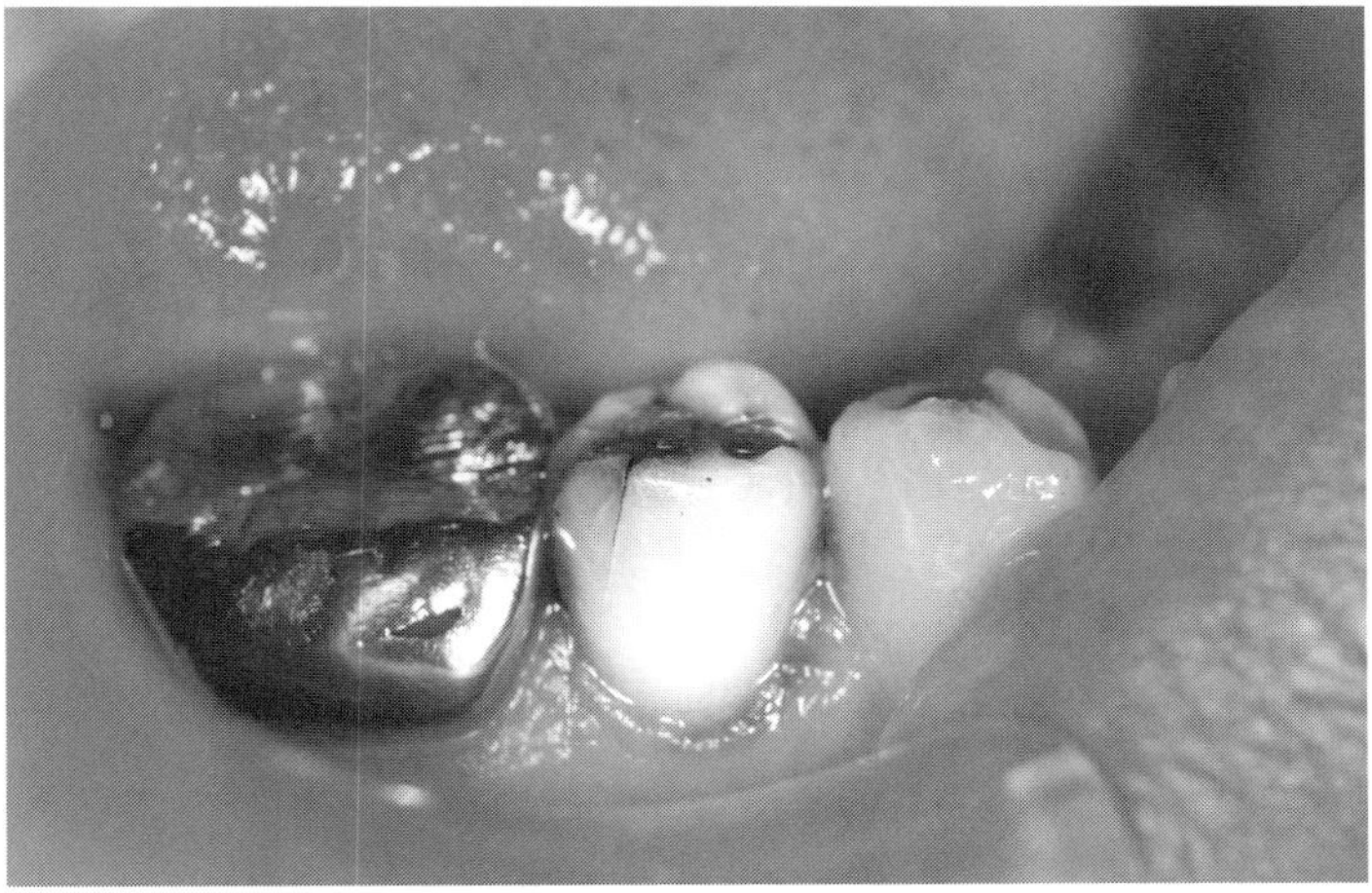

真ん中の治療済みの歯を見ると、外側に向かって大きくひびが入っているのが分かる

削るリスク

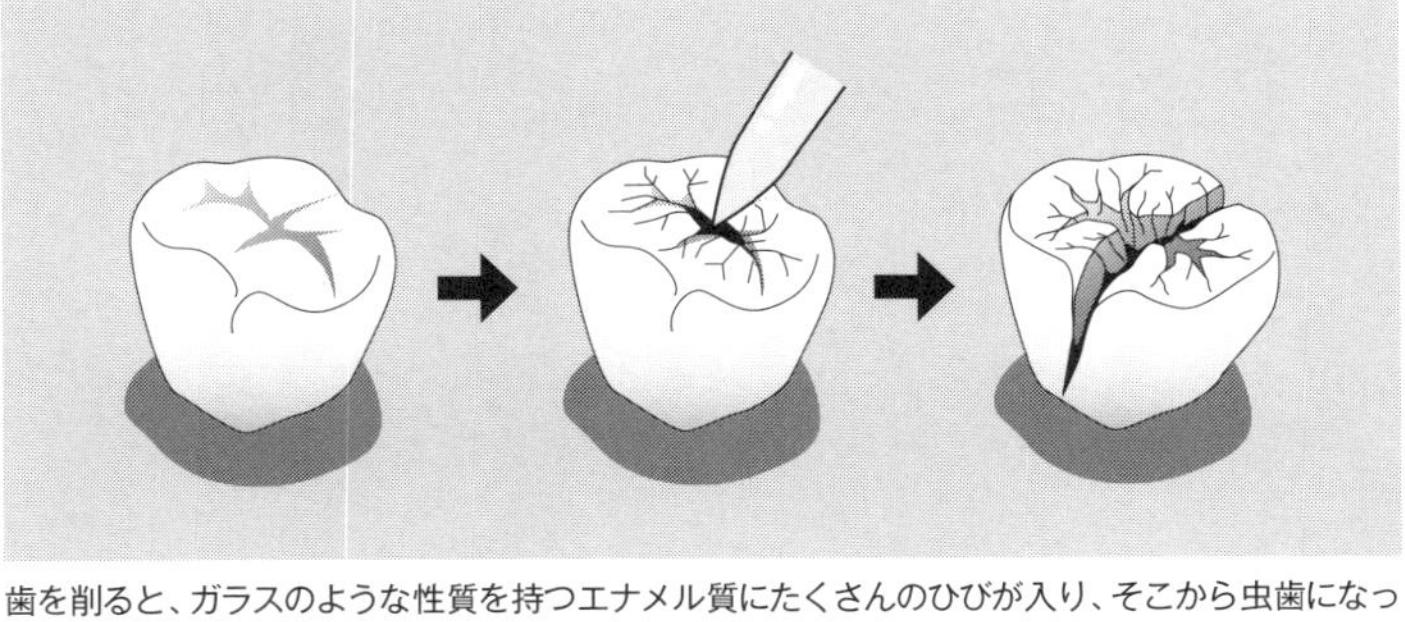

歯を削ると、ガラスのような性質を持つエナメル質にたくさんのひびが入り、そこから虫歯になったり、歯が折れたり、状況を悪化させるリスクが高まる

でしょう。なぜ予防に力を入れたり、できるだけ温存するなどの方法をとったりしないのでしょう。理由の1つに、歯医者自身の知識不足があるかもしれません。しかし実際のところ、現在の医療保険制度では歯を削らないと診療報酬がもらえないため、削らざるを得ないのです。

考えてみてください。もしわれわれ歯医者が患者さんの口の中に、虫歯になりそうな歯を見つけ、予防的な処置をしたとします。その結果、虫歯にならずに済めば、患者さんにとっては大きなメリットですが、予防歯科は保険の対象外なので、患者さんの負担は高額になります。一方われわれ歯医者から見ても、もし患者さんが虫歯にならなかったら歯を削ることができず、歯医者は儲からなくなってしまいます。だったらヘタに予防するより、虫歯になっていただいたほうがいい。そのようなことを考えている歯医者は少ないと願いますが、現状の制度がそうなっているのです。

そもそも現状の保険診療には、問題点がたくさんあります。最大の欠点は、診療内容が制約されるということ。たとえば、歯周病の急性炎症で来院された患者さんが、歯茎の処置のついでに歯石を取ってほしいと要望してきても、制約上できないのです。

もちろん歯医者側も、1度にたくさんの治療を行うと、保険点数の平均点が上がって厚生労働省に目をつけられてしまうため、できるだけ1回の治療は少なくし、通院回数を増やしてもらうようになります。この制度は私から見れば「保険診療は安い」と印象づけようという魂胆が見え隠れしているように思えてならないのですが(笑)。

結果として患者さんは、何度も来院しなくてはならなくなり、トータルすると決して馬鹿にできない金額になってしまいます。そもそも患者さんが時間を割いて通院する手間を考えると、現状の保険診療制度は決して患者さん本位ではありません。

私も以前に指を怪我した時、専門外来へ行ったことがありますが、予約したにも拘わらず2時間も待たされ、治療時間はたったの5分。そのとき心底、「自費でもいいから、待ち時間なしで診ていただきたかった」と思いました。その2時間で、どれほど有益な仕事ができたかと思うと、保険診療の人間観のなさを感じます。

さらに保険診療は、歯科材料も制限されています。歯に詰めたり、かぶせたりする金属などの材料にも制限があるため、次々によい材料が開発されても、保険では決められたものしか使用できません。基本的に長持ちしないもの、それが保険材料なのです。

また、どんなに素晴らしい技術を駆使しても、保険診療では特別に評価されるわけではありません。適当に手抜きをしても報酬は同じですから、手抜きをする歯医者が増えるのも仕方のないことかもしれません。そもそも治療に時間をかけていられない、というのが現実です。

この矛盾に満ちた保険制度を根本から変えたいと、私は同じ志を持つ医師仲間とともに、国に訴え続けています。しかし、政治家と医療機器メーカー、製薬会社がいったいどのような利害関係にあるのか、どんなに説明してもまったく埒《らち》が明かないのです。だからこそ、まずはみなさんが歯に関する正しい知識を身につけてほしい。そして、真摯に患者さんに向き合い、安易に歯を削らない歯医者を選んでいただきたい。そのように願っています。

虫歯治療が新たな虫歯を引き起こす

ところでみなさんは、虫歯治療がどのように行われているか、ご存じでしょうか。最近はまず説明を行い、患者さんが納得してから治療を進めるという方針の歯医者も増えてい

一般的な虫歯治療

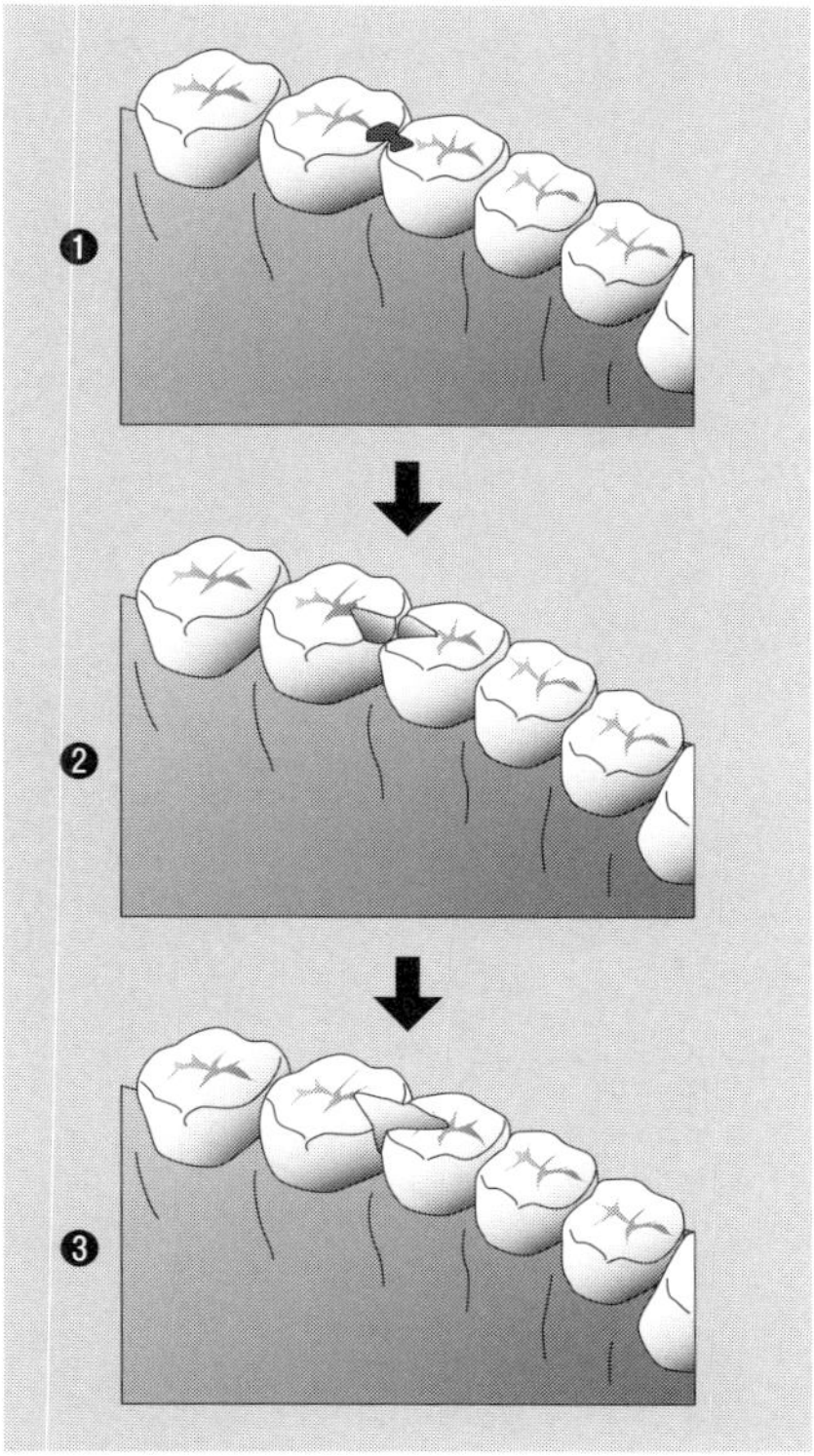

❶虫歯ができてしまった状態
❷一般的には再発を予防するため（予防拡大）、虫歯の部分よりひと回り大きく削る
❸削った穴にレジンや金属を充填する

ますが、簡単に説明しましょう。

［一般的な虫歯治療］

1. 虫歯菌に冒され、やわらかくなってしまった部分を削り取る。
2. 虫歯が広がるのを防ぐため、虫歯になっていない健康な部分も大きく削り取る。
3. 細菌が入らないよう、象牙細管《ぞうげさいかん》と呼ばれる管にフタをして薬を塗る。
4. 金属やレジン、セラミックを詰めたり、かぶせものをしたりして終了。

これは、ほとんどの歯医者で行われている一般的な治療法ですが、実は多くの問題があります。まず、歯を削ってフタをしても細菌が残っていることがあり、数年後、詰めものの下に再び虫歯ができてしまう可能性があります。よく「詰めものが取れた」と言って来られる患者さんがいますが、その治療痕を見ると、すでに虫歯ができていることも多く、この虫歯は詰めものが取れる前から進んでいた可能性もあります。

さらに虫歯の治療をしたせいで、本来は起こるはずがなかった別の痛みが引き起こされる場合もあります。虫歯を削ったあと、削った部分がむき出しのままうがいをさせる歯医者がいますが、それは絶対にやってはいけない危険な行為です。と言うのも、唾液の中には700種類以上ととても多くの細菌が存在しており、その数は腸内細菌とほぼ同数とも言われています。

そんな細菌だらけの口でうがいをしたら、どうなると思いますか？　むき出しになった神経象牙細管から無数の細菌が入り込み、さらなる虫歯や歯の神経の炎症を起こしてしまうことでしょう。

歯科医院のうがい水は細菌だらけ

もっと言えば、みなさんが歯医者でうがいをしている歯科ユニットから出てくるあの水は、恐ろしいほどの細菌だらけです。ある調査によると、下水の細菌数が約1万個であるのに対し、歯科ユニットから水が出てくるチューブから検出された細菌数は、フッ素コートチューブで10万個、ウレタンチューブではなんと1,000万個。下水の水がきれいに思えてくる数値です。

削った部分がむき出しになったままフタをせず、細菌だらけの口で、しかも細菌だらけの水でうがいをさせることは、傷のある体でどぶ川を泳がせるような無謀なこと。その傷口に無数の細菌がくっつき、体内に入り込み、場合によっては大変な病気になるかもしれません。想像しただけでもゾッとします。

かく言う私も実は昔は、このような認識がなく、自らが批判する〝無謀な治療〟を行い続けてきた歯医者の1人です。かつて、こんなことがありました。ある患者さんにブリッヂ(人工歯の治療法)を装着するため、虫歯ではない健康な歯を削りました。そして削った部分にフタをせず、うがいをしてもらいました。そのときの処置は滞りなく終わりましたが、数年後、その患者さんがやって来て「削った歯が虫歯になった」と言うのです。もともと健康な歯だったのに虫歯になってしまったのは、今思えば、あの時のうがいが原因だったのでしょう。患者さんには、非常に申し訳なく思っています。

もし歯を削ったあと、フタをしない状態でうがいをする必要があるなら、口の中に「ラバーダム」というゴムを装着することで、細菌の感染を防ぐことができます。口の前面をラバーダムでおおい、写真のように治療する歯だけを出すことで、歯を削ったときの傷口に唾液が触れるのを防ぐものです。うがいによる感染のリスクを知っている歯医者は、こ

ラバーダム処置の様子

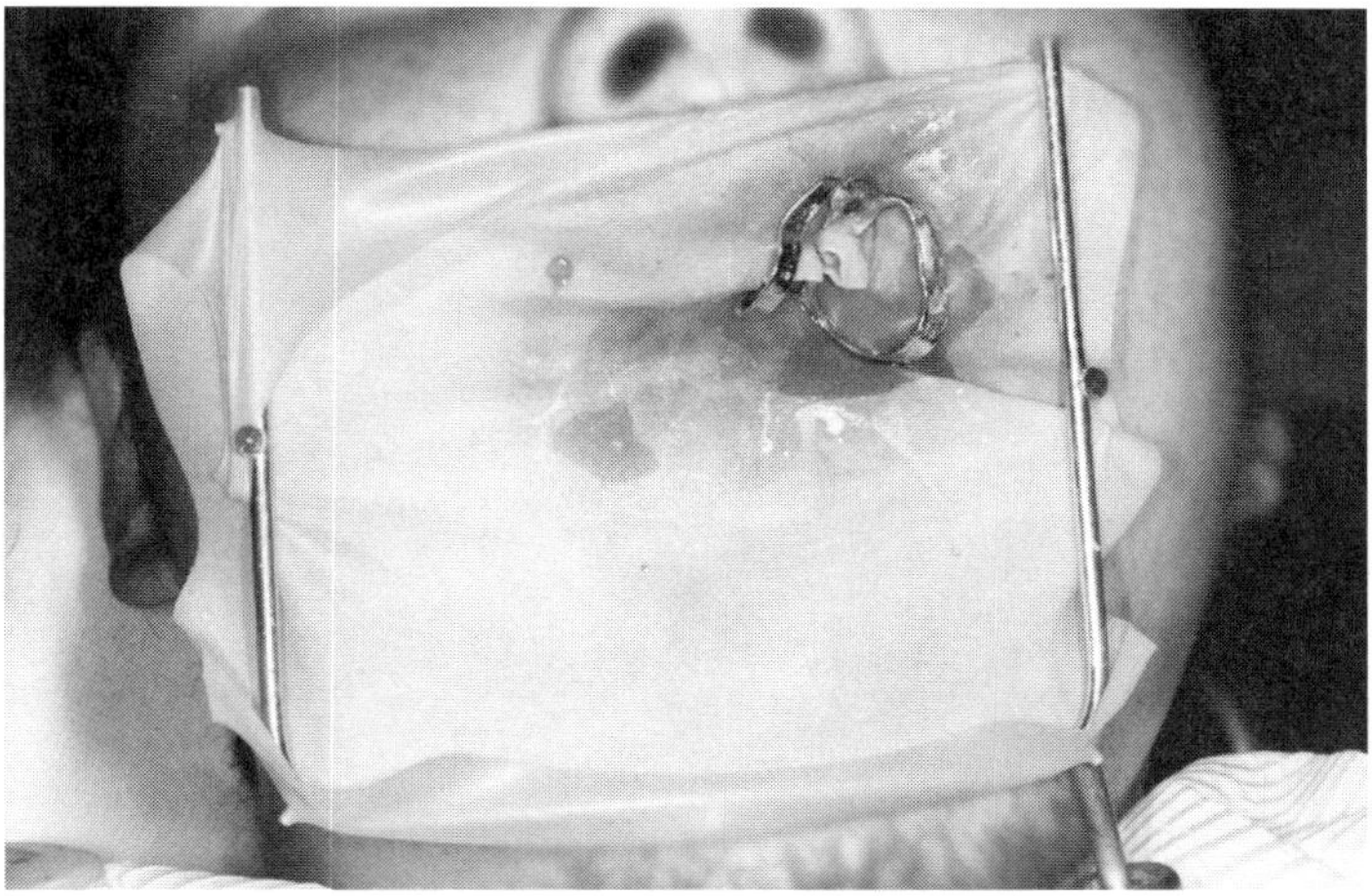

「ラバーダム」と呼ばれるゴムで治療中の歯を隔離させれば、口の中の菌が削った穴から侵入するのを防げる

のラバーダムを使っている人も多いと思いますが、残念ながら手間がかかるため、費用対効果を考えると難しいのが現状です。

歯の神経を抜いたその日から、抜歯へのカウントダウンが始まる

先ほど述べたように、歯を削った結果、エナメル質にひびが入ってもろくなり、やがて割れて歯の神経を抜かなくてはならない場合があります。また、そこまでひどい状況でないのに、簡単に神経を抜いてしまう歯医者もいます。みなさんの中にも、よく理由が分からないまま神経を抜かれてしまった、という人がいらっしゃるのではないでしょうか。

しかし、歯の神経を抜いてしまったら、取り返しのつかないことになります。今回は、その危険性についてお話ししたいと思います。

歯の神経は歯の真ん中を通っていて、歯に必要な栄養や水分を運ぶ働きをしています。神経を抜くということは、この大切な運搬ルートを取り払ってしまうこと。すると歯に水分が通わなくなり、やがて枯れたような状態になってしまいます。

みなさんもご存じのように、生きている立木の枝は、よほどの強風にあおられたり、無

歯の神経を抜く弊害①

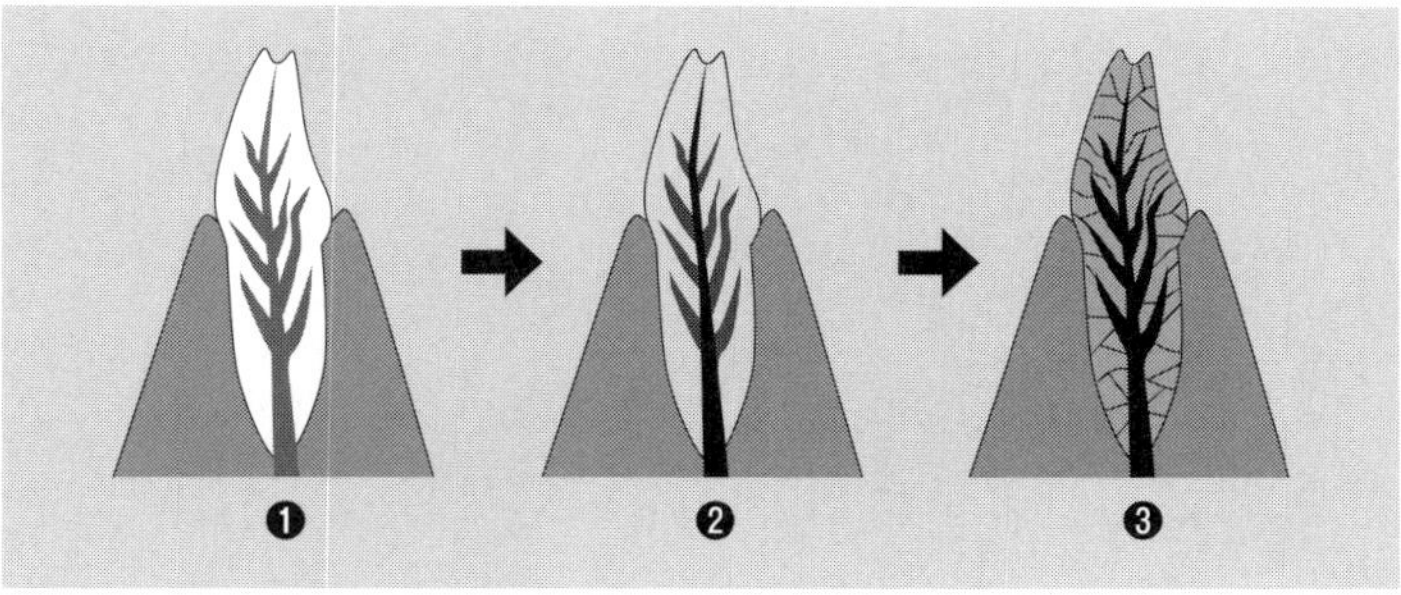

❶歯の神経が正常な状態では、栄養や水分が歯全体に行きわたっている
❷神経を抜いた直後。運搬ルートが寸断されている
❸時間の経過とともに歯全体が乾燥して、ひびだらけになってしまう

理な力が加わったりしない限り、簡単に折れることはありません。ところが枯れ木の枝は、水分がほとんどなく、何の前ぶれもなしに突然ポキンと折れてしまいます。

歯も同じで、神経を抜いた歯は文字通り血が通っておらず、ほとんど死んだ状態です。そのため何かの拍子に、簡単に折れてしまうのです。折れてしまった歯は抜くしかありませんが、同時に歯周病になる可能性が急激に高まります。歯は、削った瞬間から神経を抜く運命を背負い、歯を抜く日へのカウントダウンが始まったことになるのです。

症例❶

75歳の患者Oさんは、歯の健康にとても気を使っている方です。ご自分の歯はすべてそろっていましたが、「歯が1本折れてしまった」と来院されました。そこで私は折れた歯を抜き、インプラント治療（人工歯根治療）を施しました。そして改めて口の中を診察したところ、過去に神経を抜いた歯がすべて歯周病になっていたのです。これは、どんなに歯のケアに気を配り、きれいに治療したとしても、神経がないと歯周病になってしまうということです。

歯の治療によって歯周病になった口腔内

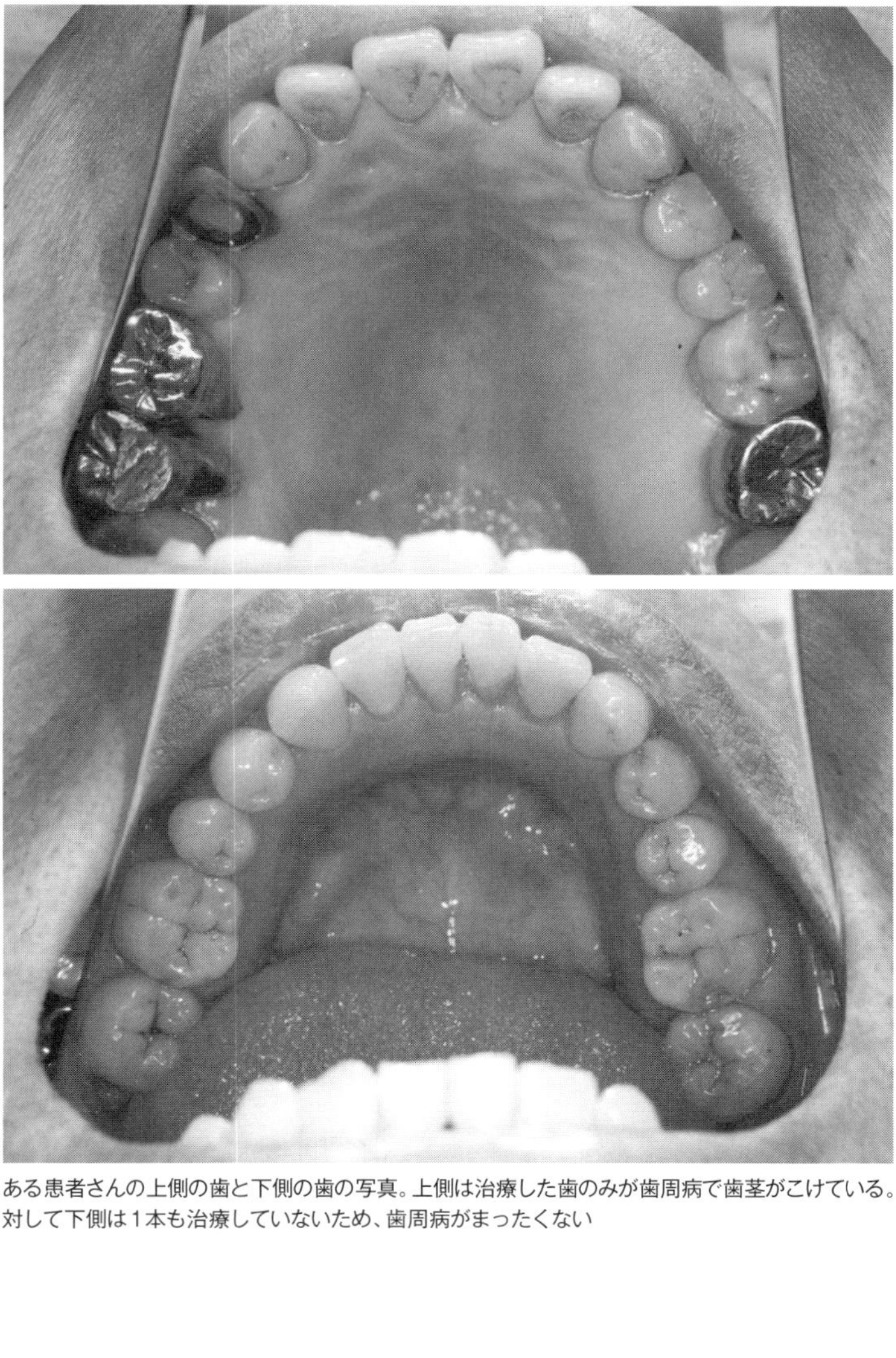

ある患者さんの上側の歯と下側の歯の写真。上側は治療した歯のみが歯周病で歯茎がこけている。対して下側は1本も治療していないため、歯周病がまったくない

症例②

前ページの写真は歯の治療を受けたために歯周病になってしまった患者さんの口の中の写真です。歯の神経を抜くと、その多くが歯周病になってしまうことは、われわれ現場の歯医者がもっとも痛感していることです。

神経を抜くリスクはこれだけではありません。根管と呼ばれる歯の根っこの中にある管や、歯の中を通っている象牙細管と呼ばれる管に無数の菌の集団（バイオフィルム）ができ、そこから「歯性病巣感染《しせいびょうそうかんせん》」をはじめ、体の健康をむしばむさまざまな難病を引き起こすことがあります。

抜歯すると歯を支える骨が崩れ始める

ここまで、歯の神経を抜くとどのようなことが起こるかをお伝えしてきましたが、実は歯を抜くと、もっと大変なことが起こります。みなさんも「歯を抜いたら、物が嚙みにくくなって、おいしくご飯が食べられなくなる」という話は聞いたことがあるでしょう。もちろんインプラント（人工歯根）や入れ歯など、代わりの〝歯〟を入れることはできます。

歯の神経を抜く弊害②

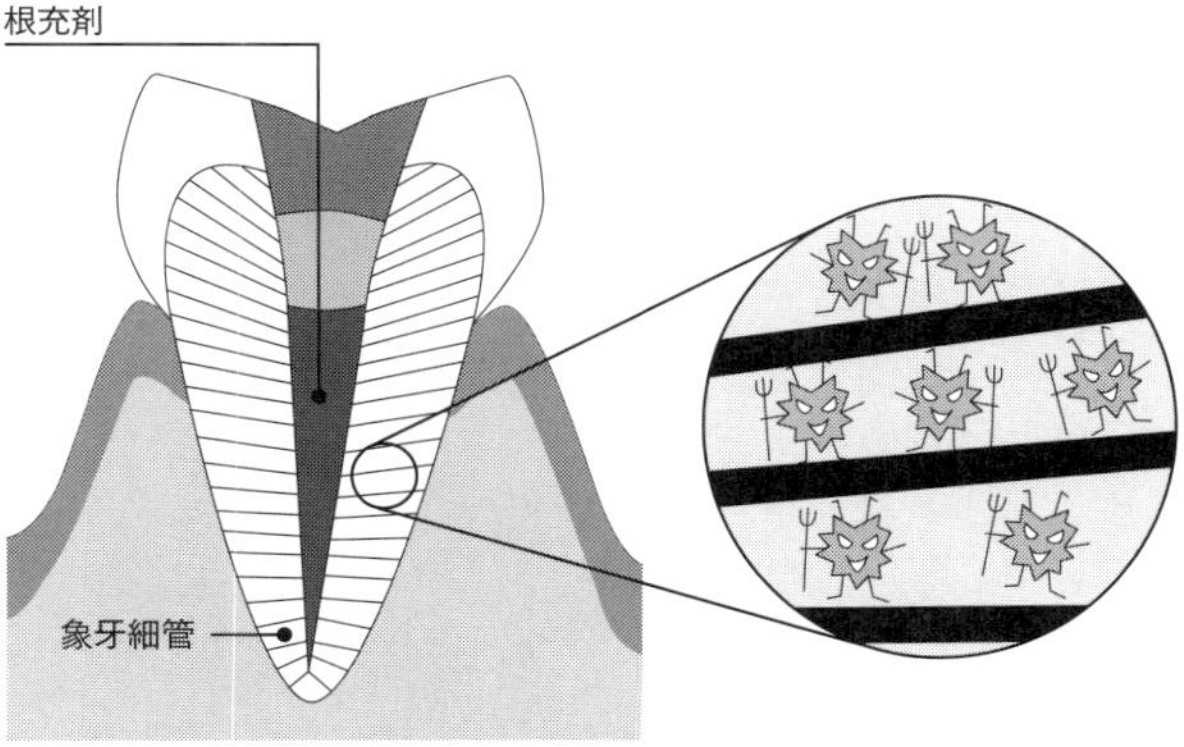

歯の神経を抜くと象牙細管の中に細菌が充満し、やがて歯根膜の外の血管を通って全身へと流れ出す

しかし、やはり自分の歯とは違いますので、噛みにくかったり、痛みや違和感があったりして、心から食事を楽しむことができなくなってしまいます。

うまく噛めないと、今度は噛む力が弱ってきます。しかし、噛むという動作には、脳、中でも記憶に関わる働きをする海馬と呼ばれる部分を刺激し、活性化させる大切な働きがあります。つまり、噛む力が弱まり、噛む回数が減るということは、海馬への刺激が少なくなってしまうということ。その結果、認知症になったり、身体機能が低下したりして、さらに老化が早まってしまうと言われています。

また歯を抜くと、歯槽骨《しそうこつ》という歯を支えている周囲の骨が砂上の楼閣のように崩れ始め、抜いた歯の隣の歯もグラグラになってしまいます。さらにあごの骨が徐々に吸収され始め、顔の輪郭が変わって老けた印象になり、入れ歯も合わなくなってきます。

歯はすべてそろって一人前。例え1本ぐらいなくても影響ないと思ったら大間違いで、その1本のロスを残された歯で負担しなければなりません。そして残された歯の本数が少なくなればなるほど、残された歯の寿命も短くなるのです。

抜歯が心筋梗塞や脳梗塞を引き起こす

それだけではありません。口の中にいる無数の細菌が、歯を抜いたときにできた傷口から血液中に流れ込み、全身を回って菌血症になる場合があります。菌血症はたいてい、大きな症状は見られないまま落ち着きますが、ときに髄膜炎や心筋梗塞、脳梗塞など、命に関わる病気を引き起こすことがあると言われています。3日以内に歯を抜くなど、出血を伴う歯科治療を受けた人が献血できないのは、このためです。

実際、私の身のまわりの心筋梗塞や脳梗塞を起こした人の中にも、発症前に歯を抜いたという人は少なくなく、大いに関連があると考えています。

さらに近年、歯を抜いたあとに病気になるもう1つの原因として注目されているのが、「ボーンキャビテーション」と呼ばれる現象です。歯を抜くと、その歯がもともと生えていた部分に大きな穴が開きますが、人間には自然治癒力が備わっていて、徐々にその穴をふさぎ始めます。

しかし歯を抜いたときに、歯根（歯の根っこ）のまわりをおおっている膜が残ってしまった場合、周囲の骨は「まだ歯がある」と勘違いし、穴をふさぐための自然治癒力が働かなくなってしまいます。その結果、空洞がそのまま残ってしまう現象＝ボーンキャビテーションが起こるのです。

このボーンキャビテーションと呼ばれる空洞にはたくさんの細菌が棲みつき、どんどん増えていきます。ご存じの方も多いと思いますが、体のある場所で細菌が一気に増えた場合、その細菌を攻撃するため、白血球内に顆粒球が大量につくられます。

そもそも白血球内には、顆粒球とリンパ球があり、顆粒球は細菌類を、リンパ球はウイルスやがん細胞を攻撃する役割があります。今回のように細菌が増えた場合は顆粒球が大量につくられるため、リンパ球が減ってしまうのです。

抜歯が「がん」を引き起こす理由

特にボーンキャビテーションのように慢性的に細菌が棲みついている場合、常に顆粒球が多くリンパ球が少ない状態になるため、ウイルスやがん細胞を抑制する力が弱まります。その結果、重大な病気やがんを引き起こす結果を招いてしまうこともあるのです。

ボーンキャビテーション

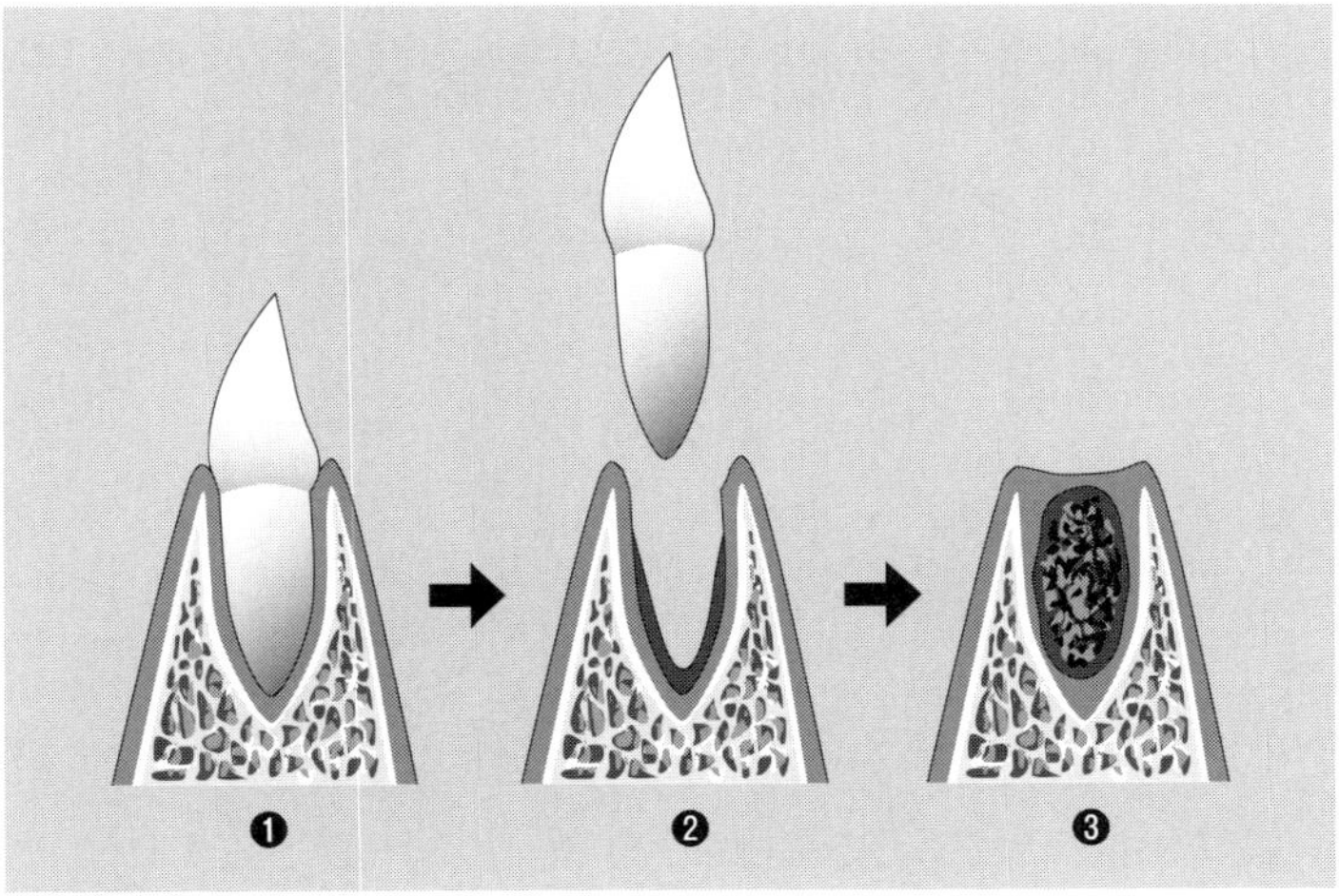

❶抜歯前
❷抜歯直後。歯は取り除いたが、歯根膜が残ってしまった
❸残された歯根膜を包むように、骨の中に空洞ができる。特に健康な歯を抜いた場合、歯根膜が残りやすい

つまりがんの原因をたどっていくと、歯を抜いたときにできた空洞にたまった細菌だった、つまり歯を抜いたのが原因だった、というのもあり得ない話ではありません。実際、アメリカであるがん患者さんのボーンキャビテーションの治療を行ったところ、がんが治った、という症例も聞いています。

以上のように、歯は削った瞬間から口だけでなく体全体に対して、大変なリスクを負うことになります。私がこれ以上、みなさんに歯を削ってほしくないと思うのは、この事実を目の当たりにしているからなのです。

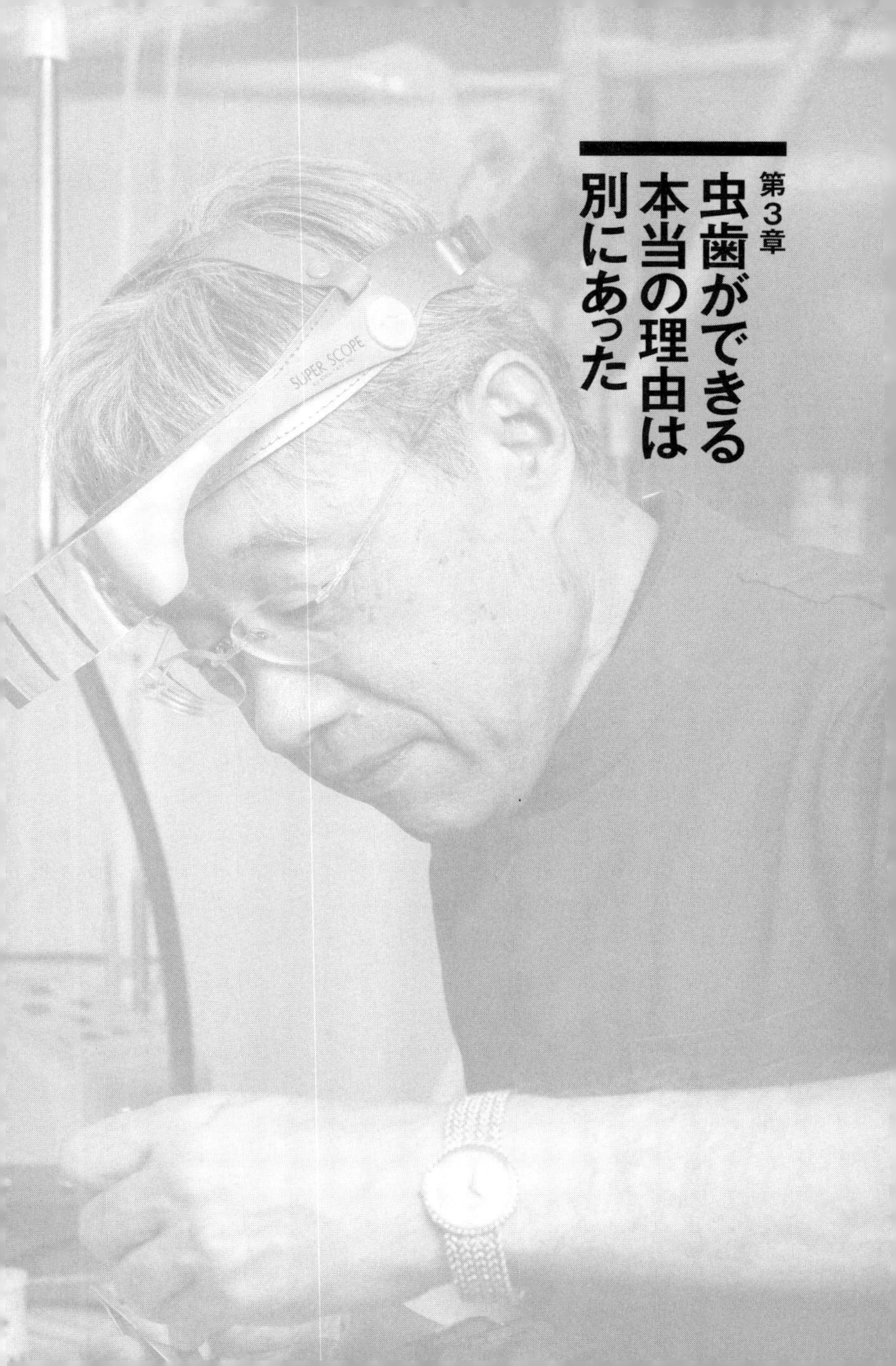

第3章

虫歯ができる本当の理由は別にあった

虫歯は歯の内側から進むという真実

次に知っていただきたいのは、虫歯がどのようにできるかということです。みなさんの多くは、食べかすに細菌がくっついて酸を出し、歯の表面を少しずつ溶かしながら奥のほうへ進んでいくと考えていると思います。もちろん、これは間違いではありません。実際、ほとんど歯磨きをしていない不潔な口の中や、細菌が増えやすい高齢者の虫歯は、そのように進んでいくと考えられます。

しかし、実際の症例を見ると、この説だけでは説明できない虫歯があるのです。左ページの写真をご覧ください。

この歯は外から見た限り、黒ずんだり穴が開いている様子もなく、一見すると虫歯のない健康な歯に見えました。しかしレントゲン写真で見てみると、なんと歯の内側はすっかり溶け、神経にまで達している状態でした。

これを見れば、虫歯は歯の表面から進んでいくという今までの考えだけでは、説明できないことが分かります。これは歯医者の現場ではよく見られることです。それにも拘わら

中は溶けているレントゲン写真

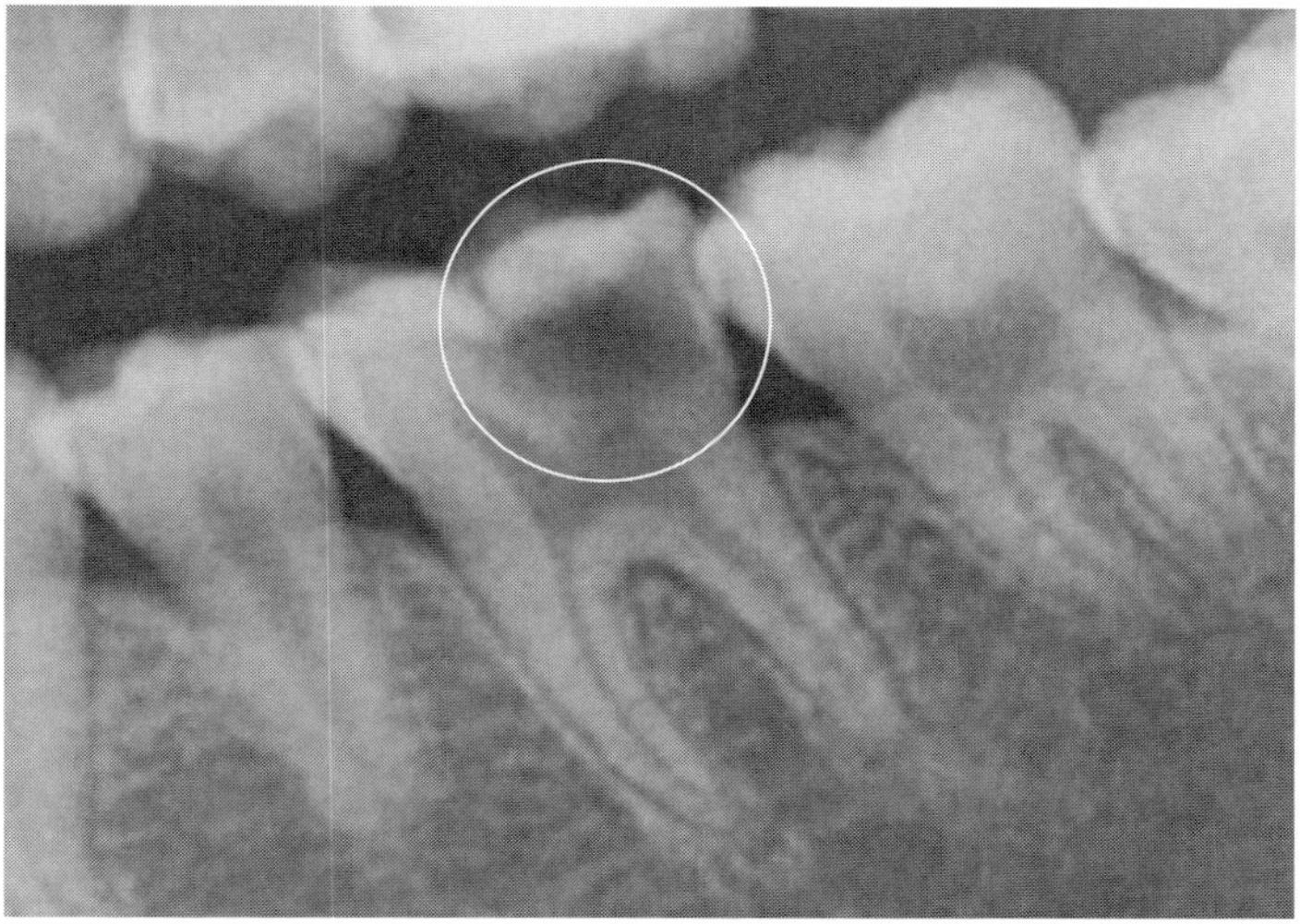

目で見た限り、歯の表面に穴は開いていなかったが、歯の中は虫歯で大きく崩壊している

ず、この虫歯がどのように進んだ結果なのか、追究する人はあまりいません。歯科大学でも教えていないため、疑問すら持たないのでしょうか。

写真のような虫歯はどのように進んでいったのか。その原因は、人間の体の中で働いていた驚くべきシステムと関係がありました。虫歯は口の中だけで起こっているのではなく、全身に関わる症状が表れた結果なのです。詳しくご説明しましょう。

口の中の雑菌が歯を通して体の中に流れ込む

ここで紹介するのは、アメリカのラルフ・スタイマン博士が発見した、「体を流れている物質はやがて歯の神経を通り、歯の表面に出てくる」ことを実証した論文です。そこには、虫歯ができる原因として**象牙質の液体移送システム**が大きく関係していると書かれています。

博士は実験で、ネズミのお腹に「放射性同位元素」と呼ばれる物質を注射し、それが体内をどのように流れていくかを調べました。するとその物質はわずか6分で歯の「象牙細管エナメル象牙境」に達し、それから1時間も経たないうちに、歯の表面に染み出てきた

象牙質の液体移送システム図解

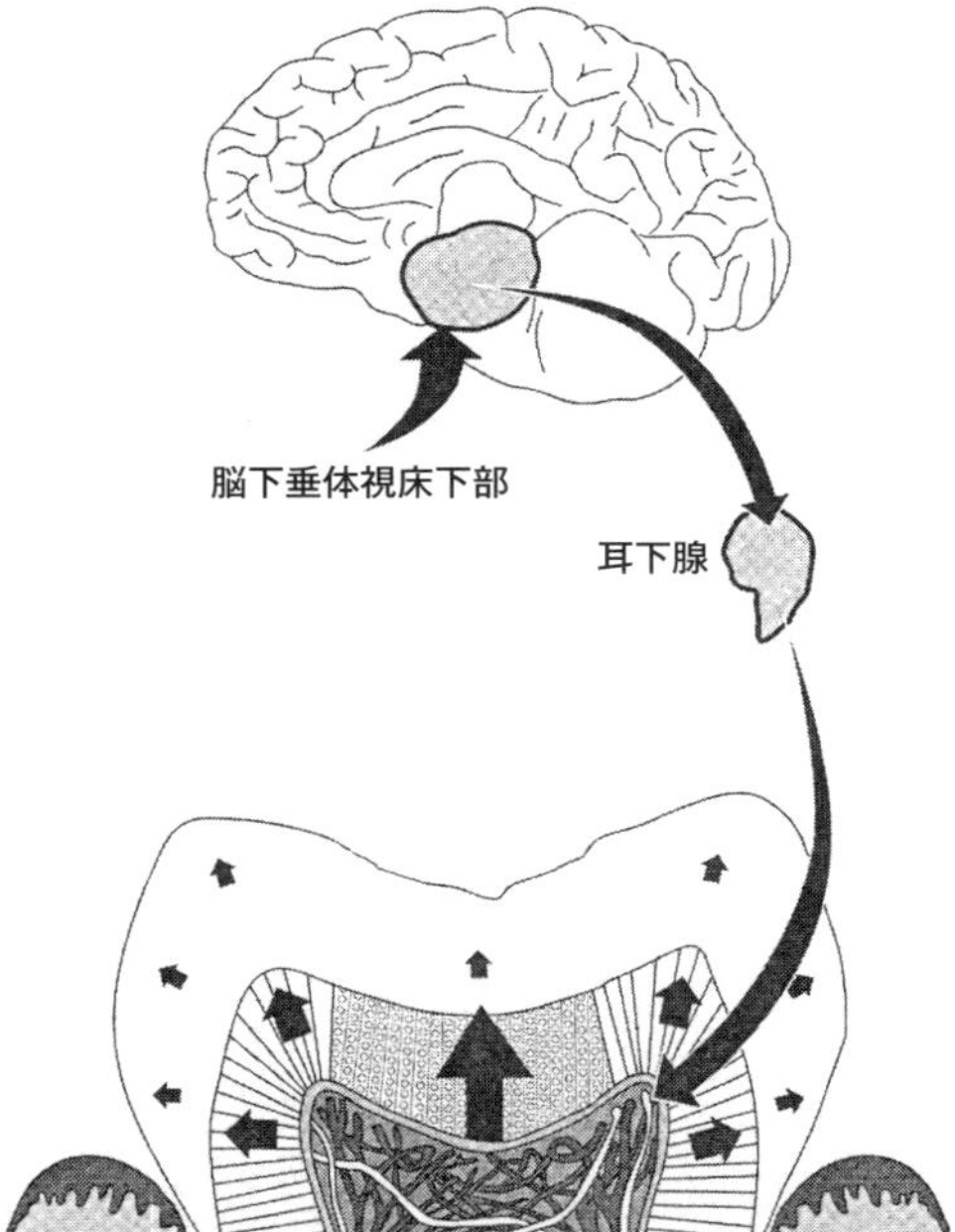

象牙質の液体移送システムは本来、脳下垂体視床下部からの指令が耳下腺を経由して伝わると、液体が歯の神経から象牙細管柱間を通って歯の外側へ流れ出る仕組みになっており、システムが正しく働いていれば虫歯菌は歯の内側に侵入できない

というのです。

さらに実験では、この体内から口の中へと液体が運ばれていく流れが、内分泌系の機能の低下や偏った食生活、ストレスによって滞ったり、逆流したりすることが分かりました。つまり、体内の物質が歯を通って口の中に流れるだけでなく、口の中の物質、つまり無数にいる虫歯の原因となる細菌が、歯の表面を溶かすことなく内側に流れ込み、場合によっては体内に流れ込むこともあるということを意味しています。


私自身、かつてこのような経験をしたことがあります。小さな虫歯のある患者さんの治療で歯を少しだけ削ったところ、夜になって歯に激痛が走り、歯の神経が炎症する歯髄炎を起こしてしまったのです。しかし私はほんの少し削っただけ。神経に触れるような治療は一切行っていませんから、なぜそのような炎症が起きたのか理解できませんでした。

しかし、先ほどのような液体移送システムが働いたとすれば、説明ができます。歯を削ったときの刺激がストレスとなり、歯の内側から外側に流れていた液体が逆流してしまったのです。すると何が起きるか。口の中に大量にいる雑菌がどんどん歯の神経に流れ込み、虫歯をつくったり、刺激を与えたりします。そしてこの事実こそ、なぜ虫歯は歯の表面からだけでなく、内側から進行するのか、という謎を解明する鍵となっているのです。

口内の雑菌が体内に流れ込む驚くべき原因とは？

スタイマン博士は、この体内の液体が歯を抜けて口の中に流れ出る「象牙質液体移送システム」が逆流したり、停滞する原因として、次の5つを挙げています。

(1)砂糖
(2)ストレス
(3)運動不足
(4)微小栄養素不足
(5)薬物

では1つずつ詳しく見ていきましょう。

(1) 砂糖

「甘いものを食べたら歯が痛くなった」という経験をお持ちの方も多いのではないでしょうか。みなさんもご存じのように、砂糖は虫歯をつくる最大の要因です。今までは、砂糖が歯の表面にくっつき、虫歯菌を繁殖させて歯を溶かしていくと考えられていましたが、実際はこの砂糖によって「象牙質の液体移送システム」が働いて液体が逆流し、口の中の細菌が歯の内側に入り込み、刺激を与えていたということになります。

実は砂糖は、虫歯だけでなく、体中に悪い影響を与える恐ろしい食べものです。詳しくはあとで述べますが、この砂糖を口にしないことが、虫歯や歯周病予防、さらには全身の美容と健康を保つ秘訣になります。

(2) ストレス

以前、小学校の就学時検診を担当していたとき、双子の兄弟がやって来ました。まず弟さんの検診を行ったところ、虫歯は1本もなし。しかし、次にお兄さんの歯を診たところ、なんと虫歯だらけだったのです。私は驚いてお母さんに「お2人とも同じ環境で生活していますよね?」と尋ねると、「もちろんです。食事も歯磨きも生活リズムも、まったく同

キースの輪

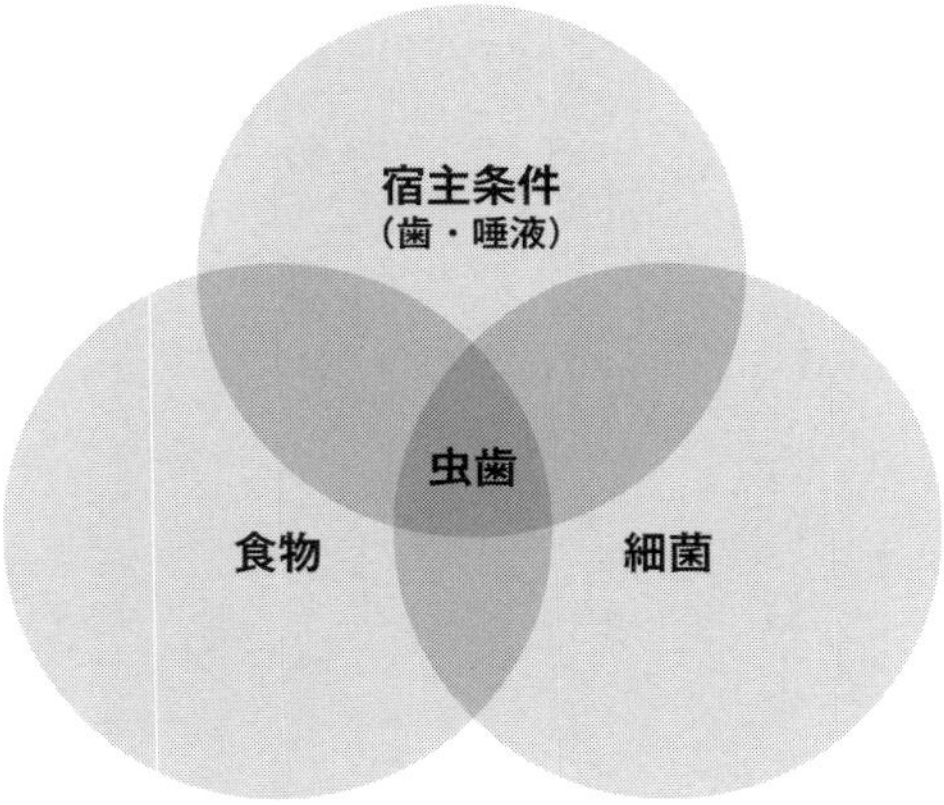

歯と細菌、その栄養（食べもの）の3つがそろうと虫歯ができるというのが、これまで語られてきた虫歯ができる条件。これを「キースの輪」という。逆に、この3つがそろわないと虫歯はできないと考えられていた

じです」と答えました。

そこで、さらに詳しくお話をお聞きしたところ、実はお兄さんはナーバスな性格だそうで、お母さんが2人を同じように叱っても、弟さんはほとんど気にせず聞き流してしまうのに対し、お兄さんは深刻に受け止め、きちんと言うことを聞くと言います。つまり同じ食生活をしていても、お兄さんはストレスによって「象牙質液体移送システム」が止まったり逆流したりすることが多いため、虫歯がたくさんできてしまったと考えられます。

私の知人でもある国立大学の歯科医もかつて、ストレスが虫歯をつくる証拠となる実験を行っています。今まで虫歯は「糖」「細菌」「歯」の3つが同時にそろったときに起こるものとされてきました。この理論を図で分かりやすく表したものは「キースの輪」（前ページの図）と呼ばれています。

しかし、その知人の歯科医はある動物実験を行い、糖はまったく与えずに、代わりに音を立てて眠らせないことでストレスを与えました。すると、やはり虫歯ができることが分かったのです。この結果は、今まで信じられてきた〝虫歯原因説〟を完全にひっくり返すものだったため、当時の歯科界に衝撃を与えたものの、結局は理解が得られず、広まることはなかったといいます。

しかし、このスタイマン博士の理論にもあるように、ストレスが虫歯の原因の1つであることは、実際の実験結果や現場の経験からも明らかです。

(3) 運動不足

適度な運動は、体温を高め、血行を促進する効果があります。逆に言うと、血行を促進するためには体温を高める必要があり、そのためには適度な運動が効果的です。

健康な人の平熱は36・5℃〜37℃前後ですが、血行の悪い人は低体温であることが多く、平熱は36℃以下と低めです。しかし体温が1℃下がると、免疫力が30％低くなると言われているように、低体温の人は健康な人に比べ、病気になるリスクがかなり高くなっています。

このように全身の健康に関わる運動不足は、当然のことながら歯の健康にも大きな影響を及ぼします。

(4) 微小栄養素不足

ここで言う「微小栄養素」とは、主にビタミンやミネラルのことを言います。人は砂糖を食べると血液中のグルコース（ブドウ糖）の濃度が高くなりますが、その濃度が急に上がるのを抑え、「象牙質の液体移送システム」の逆流を防いでくれるのが、ビタミン、ミネラルなのです。

今の日本は、食べものがあり余る飽食の時代ですが、栄養が偏っていたり、そもそもの野菜自体の栄養素が減っていることから、〝質〟の栄養失調時代と言われています。こうした栄養不足も虫歯患者が増えた背景と言えるかもしれません。

(5) 薬物

薬を飲んでいる人に虫歯の患者さんが多いのは、私が40年前に歯医者になってすぐに気づいたことです。その理由として考えられるのは口の渇き。薬には、副作用として唾液が出にくくなる「口渇《こうかつ》」があります。これは、体の中に入った薬に対し、脳が「体に合わない成分が入ってきた」と判断し、尿や汗で排出するために、あえて水を飲ませようと起こる現象です。

私は当初、唾液が少なく口が渇いている人に虫歯が多いのは、口の中の細菌が増えやすいからだろうと考えていました。しかしスタイマン博士の説に照らし合わせて考えると、唾液が出なくなるのは、口の中への液体の流れが止まったり、逆流したりするからだということが分かります。

以上のことから分かるように、虫歯は歯の表面に付いた食べかすだけで起こるわけではありません。逆に言うと、どんなに一生懸命歯磨きをして、歯の表面をピカピカにしても、先ほど述べた「象牙質の液体移送システム」の逆流を起こす5つの原因を断たなければ、虫歯になる可能性があるということです。

食後すぐに歯を磨いてはいけない

ちなみに歯磨きをすればするほど虫歯が予防できるかについては、WHO（世界保健機構）が2003年、「明確な相関関係を示す根拠はない」、つまりはっきり関係があるとは言い切れないと発表しています。それればかりか、頻繁に歯を磨くと虫歯ができる確率を高める場合もあります。

私は現在、小学校の歯科校医をしています。そこで生徒に、歯に関するアンケート調査を行ったところ、食事をしたらすぐに歯磨きをしているお子さんほど虫歯が多いということが分かりました。これはどういうことでしょうか。

実は食事をして歯に付いた酸性の食べものは、歯の表面にあるエナメル質をやわらかくする性質があります。しかし唾液には口の中を中和し、エナメル質を再び修復する再石灰《さいせっかい》化《か》の作用があるため、30分も経てば元の状態に戻ります。

ところが食後すぐに歯を磨いてしまうと、まだやわらかいエナメル質が削り取られるばかりか、再石灰化も途中で妨げられることになります。その結果、エナメル質に穴が開いてしまうのです。そのため私は、食後すぐではなく、30分以上経ってからの歯磨きをおすすめしています。

第4章
虫歯の原因を
もとから断つ!
小峰式虫歯予防プログラム

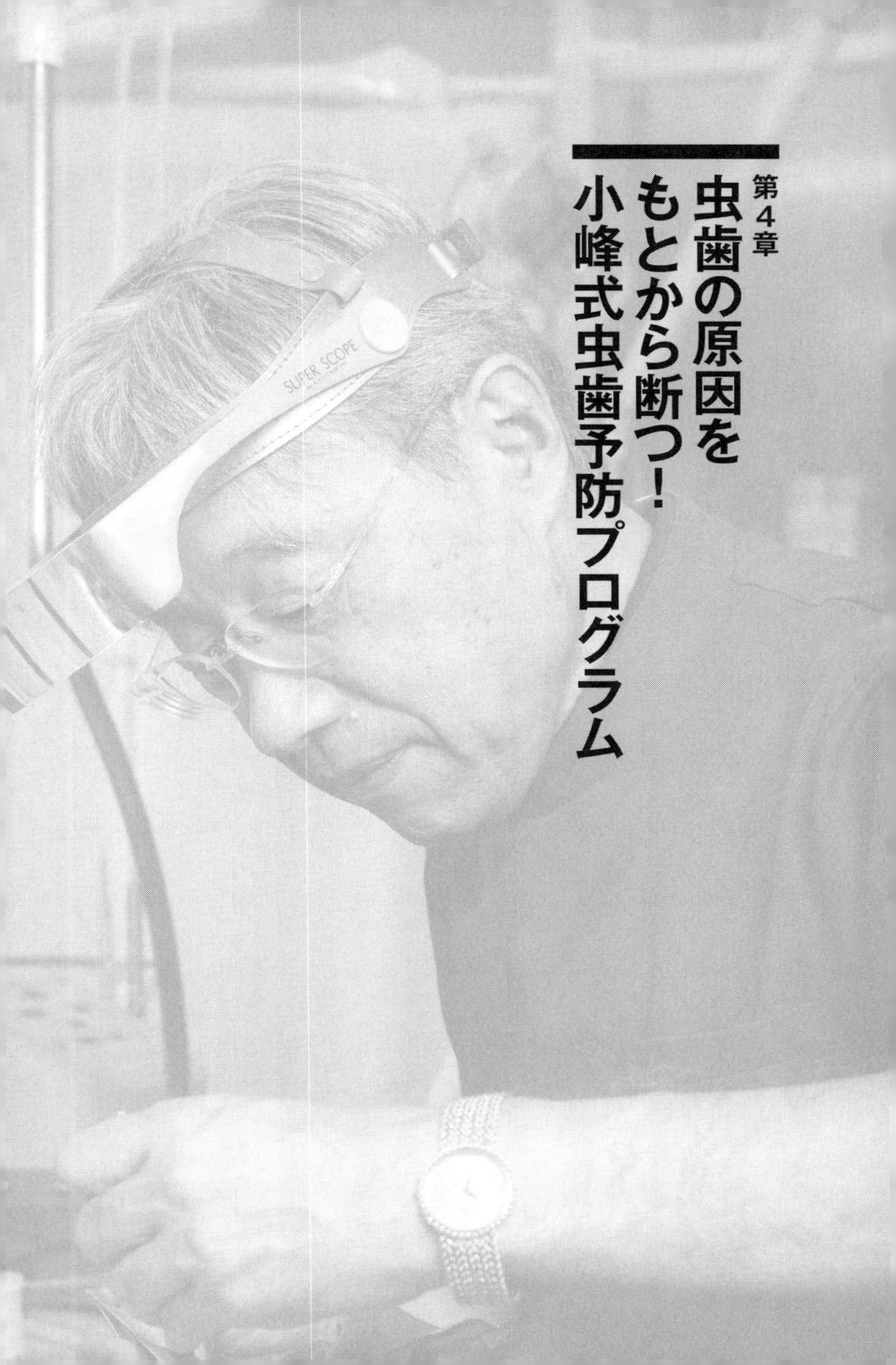

虫歯の9割は予防できる

前述したように、虫歯は歯の表面からだけでなく、体の内側からも進みます。つまり虫歯を予防するためには、食事内容や生活を見直す必要があるのです。中でも砂糖を摂らないことは、非常に重要で、砂糖をやめれば、虫歯の約9割は予防することができると考えています。

実は私自身、虫歯の主な原因が砂糖をはじめとした食事にあることを突き止め、20年以上前からオリジナルの「小峰式虫歯予防プログラム」を実践してきました。しかし当時は、砂糖がどのような作用で虫歯をつくるかまでは分かっていませんでしたので、このスタイマン博士の「象牙質の液体移送システム」の研究結果は、小峰式虫歯予防プログラムが成果を上げることができた裏付けとなりました。

みなさんの中には「予防歯科」という言葉を聞いたことがある人も多いと思います。予防歯科はその名の通り、虫歯や歯周病など口の中のトラブルを未然に防ごうというもので、十数年前に熊谷崇先生が提唱したことをきっかけに世間に広まりました。

ここで言う予防歯科とは、主に歯を磨いて歯の表面にフッ素を塗ったり、デンタルリンスで口の中を清潔に保つことで、虫歯を食い止めようというものです。しかし私が行っている予防プログラムは、虫歯ができる体質そのものを変えようというものですから、アプローチ法は根本的に違います。

しかし、熊谷先生のおかげで予防歯科という考えそのものが広まったことで、私の活動も世間に認められ、講演やセミナーの依頼も殺到しました。そしてセミナーに参加してくださった先生方を中心に研究会が発足し、年に2回、全国から数百名の先生が参加する研究会総会を開催するまでに至っています。

アンケートから分かった虫歯の原因

そもそも私が20年前に予防歯科に取り組もうと思ったのは、〝削る虫歯治療〟に失望したのがきっかけです。歯科クリニックを開業して以来、私は多くの患者さんの歯を治そうと、情熱を持って取り組んできました。しかし開業から数年経ったころ、「以前削った虫歯が再発した」「治療した歯が折れた」と再来院する患者さんが増えてきたのです。

私が削れば削るほど、患者さんの歯の状態が悪化しているのでは……？　そんな焦りから、歯医者としての自信を失った私は、時間をかけてじっくり患者さんに向き合うため、患者さんを多くこなさなければならない保険診療から、じっくり診察できる自由診療中心に切り替えました。さらに毎週日曜に勉強会に参加することで、問題の解決法を必死に探しました。しかし、どんなにやり方を変えても、患者さんの歯のトラブルは一向に減らなかったのです。

その一方で私は当時、食事に関する研究も行っていました。あるとき、ふと「虫歯ができる患者さんとできない患者さんは、食生活が異なるのではないか」と考え、クリニックの患者さんを対象に、食事に関するアンケート調査を行いました。すると予想通り、食生活がまったく異なることが分かったのです。

さらに私が歯科校医をしている2つの小学校からも協力を得て、食事に関するアンケートを行いました。内容は、食事にかかる時間や1日の食事の回数、食べる時間帯などで、1,000件近い回答が得られました。

その結果、クリニックの患者さん、小学校の子どもたちともに、ある共通の傾向があることを発見しました。それは非常に単純なもので、虫歯の多い患者さんや子どもたちは、砂糖を含む食品を非常に多く食べているということです。予想通りと言えば予想通りですが、まさかここまで明確な結果が出るとは思いませんでした。これらの研究を基に、私は虫歯を治すのではなく、そもそも虫歯にならない治療法、そして虫歯ができても痛くならないための食事療法を考案し、「小峰式予防プログラム」と名付けました。

虫歯にはシュガー・カット、歯周病には糖質制限

小峰式予防歯科プログラムの大きな柱となるのは、一切砂糖を摂らない「シュガー・カット」、そして砂糖を摂る量を制限する「シュガー・コントロール」です。具体的なプログラムは、患者さんの状態に合わせて作成していますが、基本は患者さんの食生活をお聞きし、気づかないうちに口にしている砂糖を見つけ出してやめていただくこと。さらに細かく言うと、虫歯の患者さんには砂糖を、歯周病の患者さんには炭水化物を控えていただくことで、症状を改善に導いています。

症例❶

患者のAさんは虫歯が一向に改善しないため、食事アンケートで1週間の献立を記録していただきました。分析してみたところ、一見問題がありません。しかし詳しく聞いてみたところ、「毎日の健康のため」と称して、南国のフルーツで作製したサプリメント（ジュース）を毎日飲んでいました。

いくら健康によい成分が含まれているくだものでも、熱処理し加工されたジュースは砂糖と変わりません。これをやめていただいたところ、ようやく虫歯の進行は止まりました。

このように私たちは、砂糖が入っている（または砂糖と同じようなもの）とは思わず、日常的に砂糖を口にしてしまっているケースが多々あります。意外な食べものにも実は砂糖が入っている場合がありますので、買いものの際は十分注意してください。

意外な砂糖含有食品

㋑ワサビ（これは私も意外でした）

㋺缶コーヒー（無糖と表示されていても入っています）
㋩調味料（合成醤油・ソース・ドレッシング・その他）
㋥スーパーやコンビニの食品
㋭日本のパン（ヨーロッパ等の海外ではほとんどない）
㋬麺類の汁（そば・うどん・ラーメン）
㋣タバコ
㋠市販の漬けもの
㋷家庭用に調理された塩（必ず表示されているので確認）
㋦サプリメント（すべてではないが存在する）
㋸薬剤（糖衣錠）
…………他

とにかく口に含んで甘かったら、飲食しないことが大切です。私のように長期間砂糖を摂取しないと自然の素材の甘みなのか、砂糖の甘みなのかが分かるようになります。また人工甘味料は虫歯とは関係ありませんが、発がん性物質が含まれていることも多いので、口にしないでいただきたいと思っています。

症例❷

9歳女子の患者さんも、いくら食事指導を行っても虫歯が増える一方でした。お母さんもかなり神経を使い、砂糖を含んでいる食品を避けていたようでした。そこで、同様の食事アンケート調査を実施したところ、驚きの事実が発覚。1日の炭水化物の摂取量が半端なく、一般の成人男性の平均摂取量よりはるかに多かったのです。

このことから、日常的に炭水化物を多く食べている人は、砂糖自体はあまり摂らなくても、虫歯になりやすいことが分かりました。そこで成長期とはいえ炭水化物の食べすぎであることをご理解いただき、野菜を多く摂っていただくことにしました。その結果、やっと状態が安定しました。

症例❸

3歳のときに初めて虫歯で来院したMちゃんに、小峰式予防歯科プログラムをやってもらいました。虫歯を削るのではなく温存する方法なので、すぐに治るわけではありません。

そのためご家族が「何回も通っているのに、虫歯が全然治らないではないか」と不信感を抱いた時期もありましたが、「虫歯を進行させず、新たな虫歯をつくらない環境づくりのほうが大切」ということを理解していただき、プログラムを継続しました。その後、Mちゃんの歯は虫歯であった歯を含めてすべて永久歯に生え変わり、20歳を越えた現在も、虫歯が1本もない状態を維持しています。

この小峰式予防歯科プログラムは、できてしまった虫歯の炎症を抑えるときも効果的です。激しい炎症の1つに、「象牙質の液体移送システム」が逆流し、口の中の菌が虫歯に流れ込んでいる場合がありますが、砂糖を断つことでこの逆流が止まり、炎症も治まるのです。

症例④

診療時間終了後に、急な歯の神経の痛みで駆け込んで来たF君。本来なら診てあげたかったのですが、その日は私が役職を務める団体の会議があり、立場上遅れていくわけにはいかず、診察してあげる時間がありませんでした。彼は彼で、翌日から合宿に行ってしまうためしばらく来院できないと言うので、とにかく2週間、完全に砂糖を摂らないシュガー・

カットを行うよう指導しました。F君は、歯の神経の炎症を抱えたまま合宿に参加することになってしまいましたが、忠実にシュガー・カットを行ったところ、3日目には痛みが消えたといいます。

虫歯を予防すると評価される外国、虫歯を削ると評価される日本

予防歯科に対する考えは、日本よりもヨーロッパ諸国のほうがはるかに進んでいます。基本的にこれらの地域では、患者さんの虫歯を予防できれば報酬が得られ、虫歯ができて削らなければならなくなると報酬が減らされてしまうという保険システムを導入しているため、歯科医は治療よりも予防に真剣に取り組んでいます。

一方、日本は歯を削ることで報酬が得られるシステムなので、ちょっとした虫歯でもすぐに削ってしまいます。それどころか、実は虫歯ではない歯が削られている可能性があります。というのも、今まで述べてきたように、虫歯は表面から進行するとは限らないため、ぱっと目で見ただけでは虫歯かどうか、正確には判断しにくく、もしかしたら色素沈着し

ているだけかもしれませんし、表面が溶けたあと再石灰化して治った痕かもしれません。それなのに、表面をカリカリッと引っかき、「汚れが取れないから虫歯」と決めつけられ、有無を言わさず削られてしまうことが多々あります。中には、一部の心ない歯医者が、虫歯でないと分かっているのに報酬を得るため削っているという報告もあり、結果的に虫歯でない歯を削られている人は10人に9人とも言われています。そして第2章で述べたように、歯を削ってしまったら、そこから虫歯になったり、歯が壊れてしまうリスクは非常に高いのです。

しかし歯医者の職務は、患者さんの健康と命を守ることです。そろそろ日本も削らないと報酬が得られない保険制度から、予防中心の保険制度に変えていかなければ、医療費がかさむだけでなく、日本中が病人だらけになってしまうことを私は真剣に危惧しています。

ちなみにヨーロッパでは、日本人のように治療痕だらけの歯は非常に珍しいそうで、ある日本人がスイスの歯医者に行ったところ、その治療跡の多さに驚き、院内の歯医者全員が集められて興味深く観察されたといいます。それだけ日本の歯科事情は遅れているということかもしれません。

第5章

削らない！　痛くない！　あっという間に治せる新時代の虫歯治療法

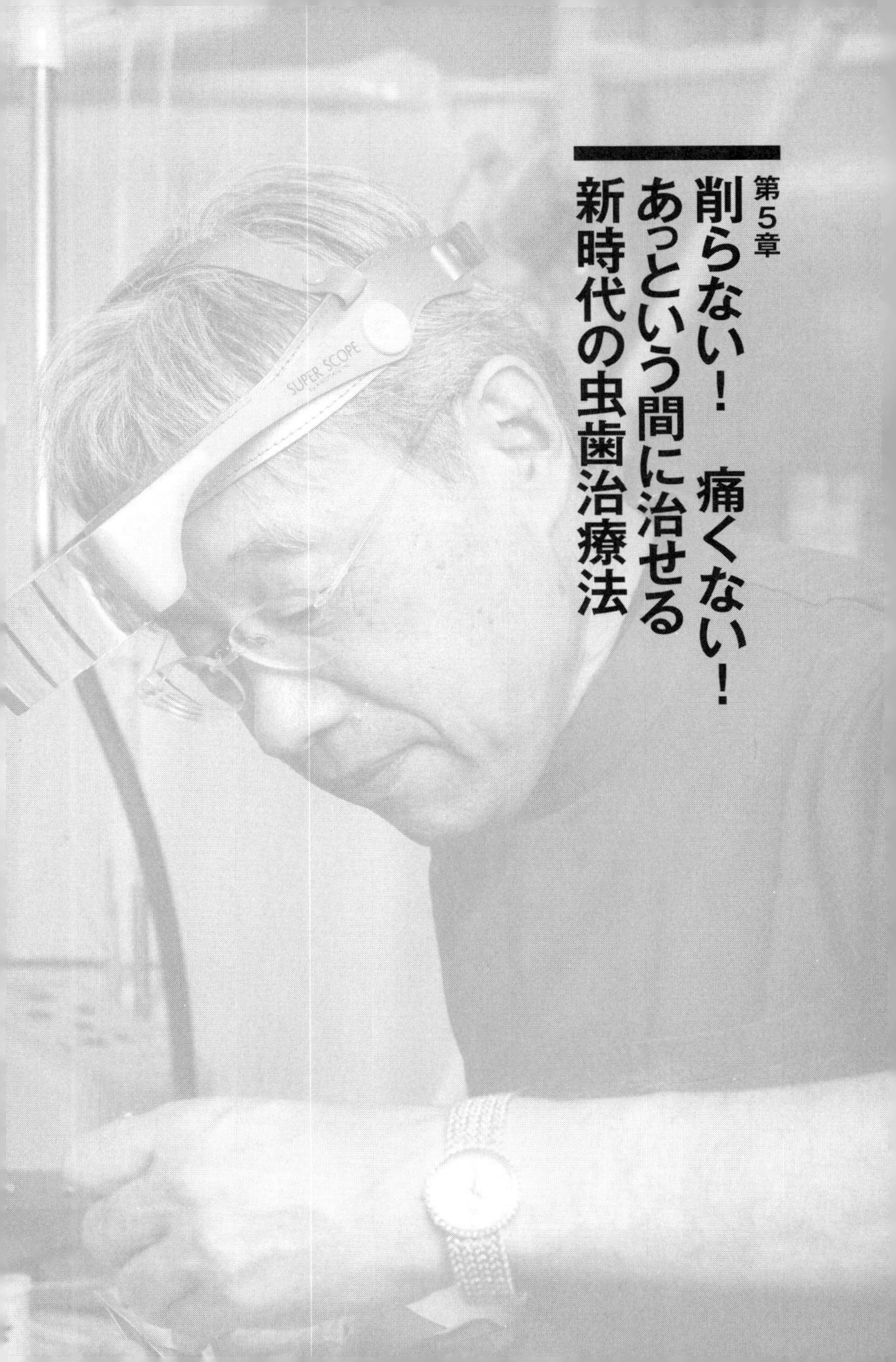

これまで述べてきたように、虫歯は削る以外に選択肢はありませんでした。しかし、歯科技術や歯科医療機器は大きく進化し、虫歯の状態がより詳しく分かるようになったほか、削らずに虫歯を治せる技術も次々登場しています。ここからは、この削らずに虫歯を治す最新治療についてご紹介します。

ここで特に私が注目しているのが、自然治癒力を活かし、削らずに虫歯を治すドックベスト療法です。

自然治癒を促すドックベスト療法

冒頭で述べたように、虫歯は条件が整えば自然に治ります。しかしそのためには、虫歯にできるだけ触れないようにしながら、前の章で述べた「象牙質の液体移送システム」が逆流しないような食事や生活を心がけなければならず、すぐに治るわけでもありません。そのため特に痛みが強い場合、「削ってでもいいから、すぐにでも痛みを取り除いてほしい」と思われるのも当然です。

しかし歯を削らない主義の私は長い間、削らずに虫歯を治せる方法を探し続けてきました。「小峰式予防歯科プログラム」は長い目でみれば虫歯・歯周病予防や虫歯の炎症、さらには体の健康に大変有効ですが、すでにできてしまった虫歯を治すには長い時間がかかります。そんなとき、ついに歯を削らずに、虫歯を治せる治療法に出会うことができました。それが、今からご紹介する「ドックベスト療法」です。

ドックベスト療法とは、アメリカで開発されたもので、ドックベストセメントという薬を使います。成分には、殺菌作用のある銅２％と鉄１％、そして複数のミネラルが含まれており、虫歯の穴に詰めることで、虫歯菌を死滅させ、歯の再石灰化を促してくれるのです。治療時間はわずか10分、フタで密閉して新たな菌の侵入を防げれば、徐々に痛みも消え、気づかないうちに虫歯も治っているという、まさに夢のような虫歯治療法です。

ドックベスト療法との出会い

この話を聞いて、そんなに簡単に虫歯が治せるなんて信じられない、と言う人もいると思います。実際、私が初めてドックベスト療法を知ったときも同じ気持ちでした。またドックベスト療法を導入してからも、日本で実用化するまでは、試行錯誤の連続でした。

しかし、ついにその治療法を確立することができ、今ではドックベスト療法を体験した患者さんは全国で2000人を超えるまでになりました。


私が初めてドックベスト療法のことを知ったのは2006年4月、先述の「小峰式予防歯科プログラム」に関連した研究会総会を主催したときのことでした。その日、私は特別講師として、私の食事療法の師匠であり、アメリカ・ヒューストンで活躍中の松田麻美子先生をお招きしていたのですが、その松田先生がアメリカのCooly&Cooly社が開発したというドックベストセメントを紹介してくれたのです（現在の製造元はニューヨークのTemrex社）。

松田先生から「虫歯を自然に治してくれるセメントがある」と聞いたときは、正直心の中で「セメントなどで、虫歯が治るわけがない」と懐疑的でした。一緒に話を聞いていた仲間も同じ思いだったと思います。

とは言え、もし本当に削らずに虫歯が治るなら、こんなに素晴らしいものはありません。何事も試してみないと気が済まない性分の私は、半信半疑ながらサンプルを取り寄せ、試してみることにしました。すると……本当に虫歯が自然に治ったのです！

これはもしかしたら、とんでもない可能性を秘めたセメントなのでは……？　そう直感した私は、友人の歯科医師2人を誘ってアメリカ・ヒューストンにあるCooly&Cooly社に飛び、正式にドックベスト療法を学んできました。その後、偶然歯科専門誌からドックベスト療法に関する記事の執筆依頼があったため、さらに詳しく研究したところ、知れば知るほど素晴らしい。これこそが、私が長年探し求めてきた削らない虫歯治療を実現する薬だと確信したのです。

虫歯菌を除菌して再石灰化を促進する

実はこのドックベストセメント自体は、19世紀後半にすでに登場していました。その前身は「カッパーセメント（銅セメント）」と呼ばれるもので、現在でもご年配の方の口の中に、カッパーセメントを使用したと思われる治療痕を見ることがあります。歯にかぶせてある金属の冠を外し、中に赤いセメントが詰めてあれば、それがカッパーセメントです。

このカッパーセメントで治療された痕を見て、歯科医のドック・ホリデイ（Doc Holliday：

John Henry Holliday）氏はあることに気づきます。それは「このセメントでかぶせた金冠の下には虫歯ができていない」という事実です。そこでメカニズムを研究したところ、このセメントに含まれるカッパー（銅）の抗菌作用が働いているということが分かりました。そこでドック・ホリデイは、この作用を虫歯治療や予防に役立てられないかと考え、銅の含有量を増やすなど研究を重ねました。しかし虫歯が再発しないことは、歯医者にとって利益にならないことです。そのため、この事実は隠蔽されてしまったのです。

その後、再び世に登場したのが、新型のセメント、ドックベストセメントです。アメリカ人歯科医師のティム・フレイザー（Tim Frazer）博士が、カッパーセメントとコーパライトという象牙細管封鎖液を組み合わせると、虫歯が再石灰化されることを発見し、「ドックベストセメント」と名付けました。このセメントを虫歯の患部に塗布すると、虫歯菌に感染した部分を除菌しつつ、歯の主成分であるミネラル成分を補充し、再石灰化を促進します。これらの成分には、薬剤的要素はほとんどありませんので、まさに自然治癒力を活かした治療法と言っていいでしょう。

なお、ドックベストセメントの主な成分は以下になります。

●酸化亜鉛73％
●酸化マグネシウム6％
●ビスマス5％
●シリカ4％
●酸化鉄3％
●銅2％
●塩化銀1％

これらはみんなミネラル成分で、これにカルシウムとリンが加われば歯の成分になります。つまりドックベストセメントとは、歯が再石灰化するための栄養素の塊なのです。

治療時間は約10分、治療の痛みもほとんどなし

ではドックベスト療法について、具体的に説明しましょう。用意するのは、ドックベストセメントの粉末とコーパライト溶剤だけ。歯科クリニックに必ずあるタービンやエンジ

ンは一切不要です。

まず虫歯の穴をきれいに洗ったあと、ドックベストセメント粉末とコーパライト溶剤を混ぜ合わせたペーストを虫歯の穴の中に塗り付けます。するとドックベストセメント内にある銅と鉄のイオンが歯の中を通っている象牙細管（無数の管）の中に浸透し、虫歯菌が死滅して無菌状態になります。続いてドックベストセメント粉末とコーパライト溶剤を練った粘度の高いものを穴に詰めて5分ほど待ち、固まったらかぶせものなどでフタをして治療は終わりです。その時間は、わずか10分程度といったところでしょう。

これで虫歯の痛みはなくなり、進行も止まりますが、虫歯が消えてなくなったわけではありません。菌のない密封された状態で、1～2年間、じっくり時間をかけて再石灰化するのを待つのです。この間、特に痛みが出るなどの異常がなければ、虫歯は治ったと考えていいでしょう。以前は1～2年後にフタを取り、再石灰化したか確認してから仕上げのかぶせものをしていましたが、成功率が90％以上となった今は、再石灰化することを前提に治療を行っていますので、実質治療は1回で終わらせることが多くなりました。

ドックベストセメントとコーパライト溶剤、その他のおもな道具

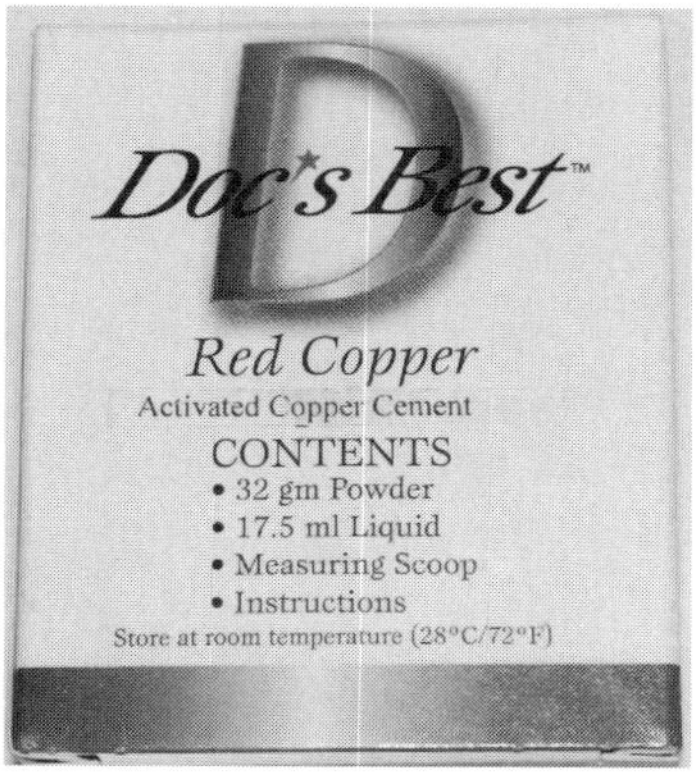

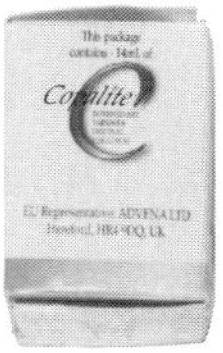

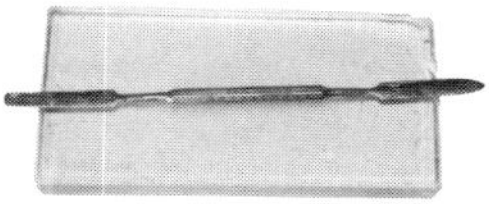

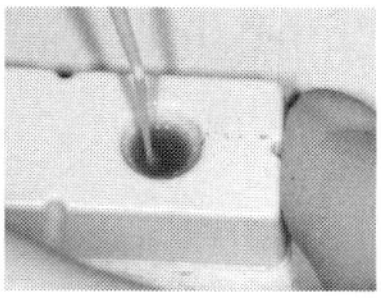

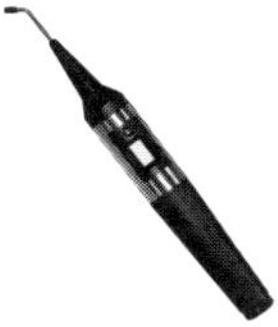

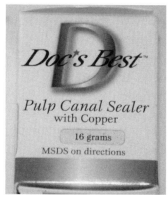

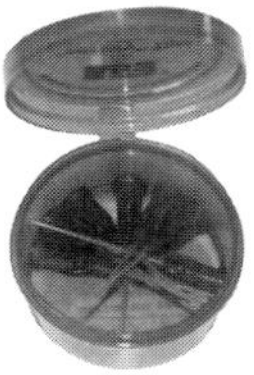

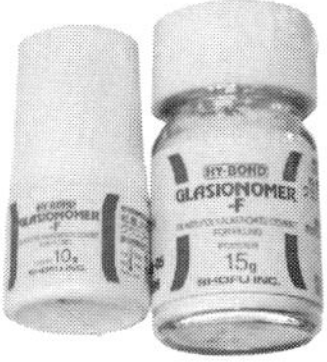

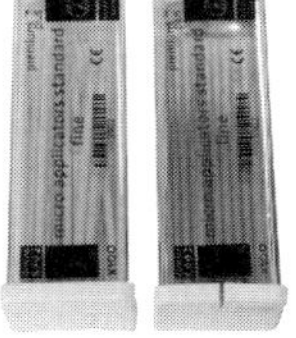

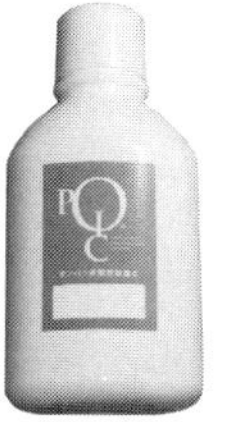

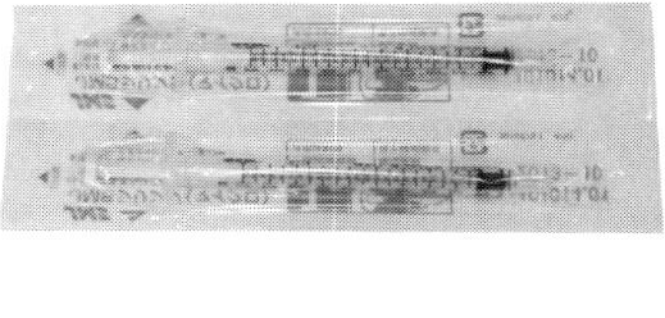

ドックベスト療法で使用する道具に、削る道具は一切なし！　電力が必要な大がかりな機材も不要のため、治療する場所も選ばない

ドックベスト療法の手順

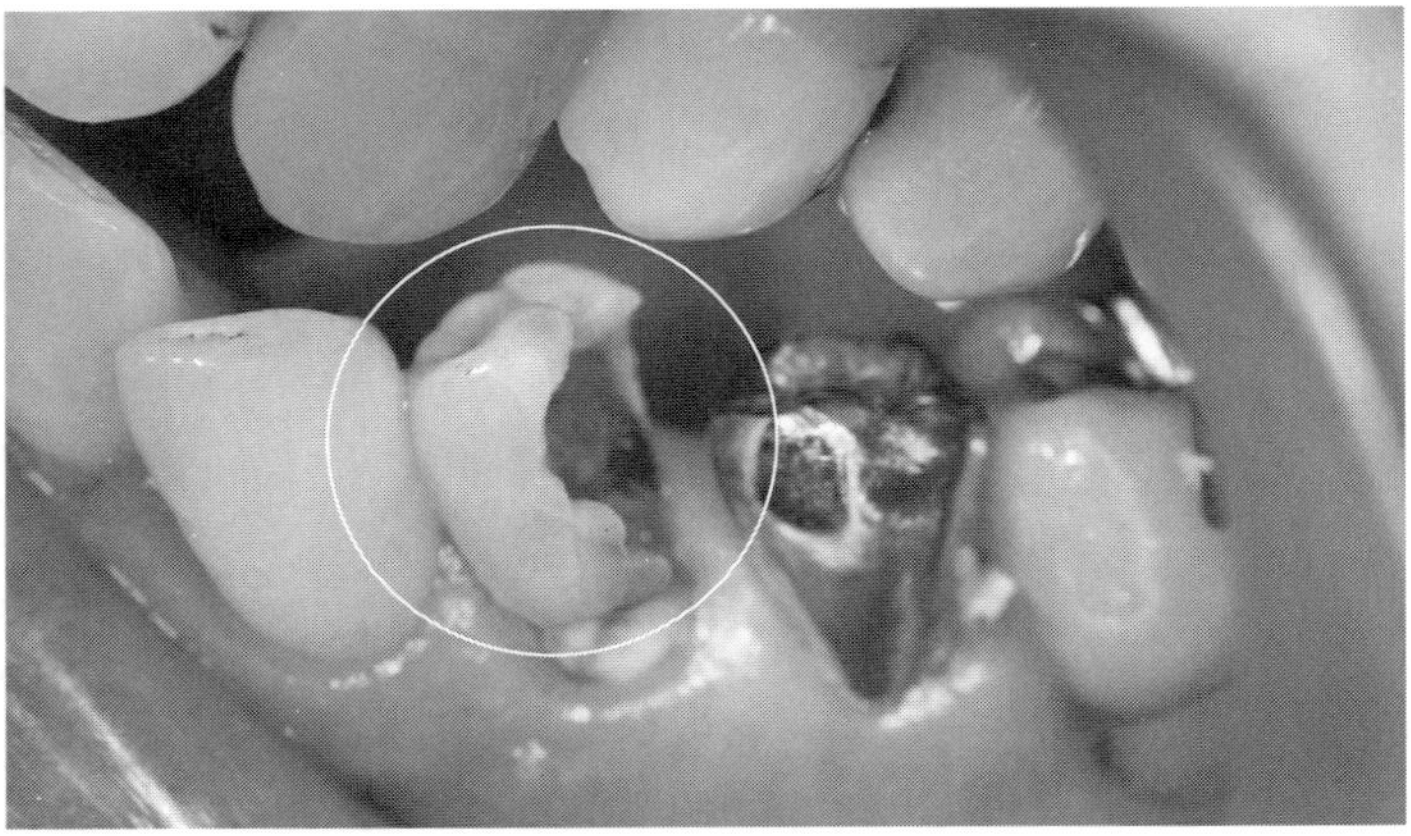

❶治療前の状態。かなりひどい状態で、神経が露出している

↓

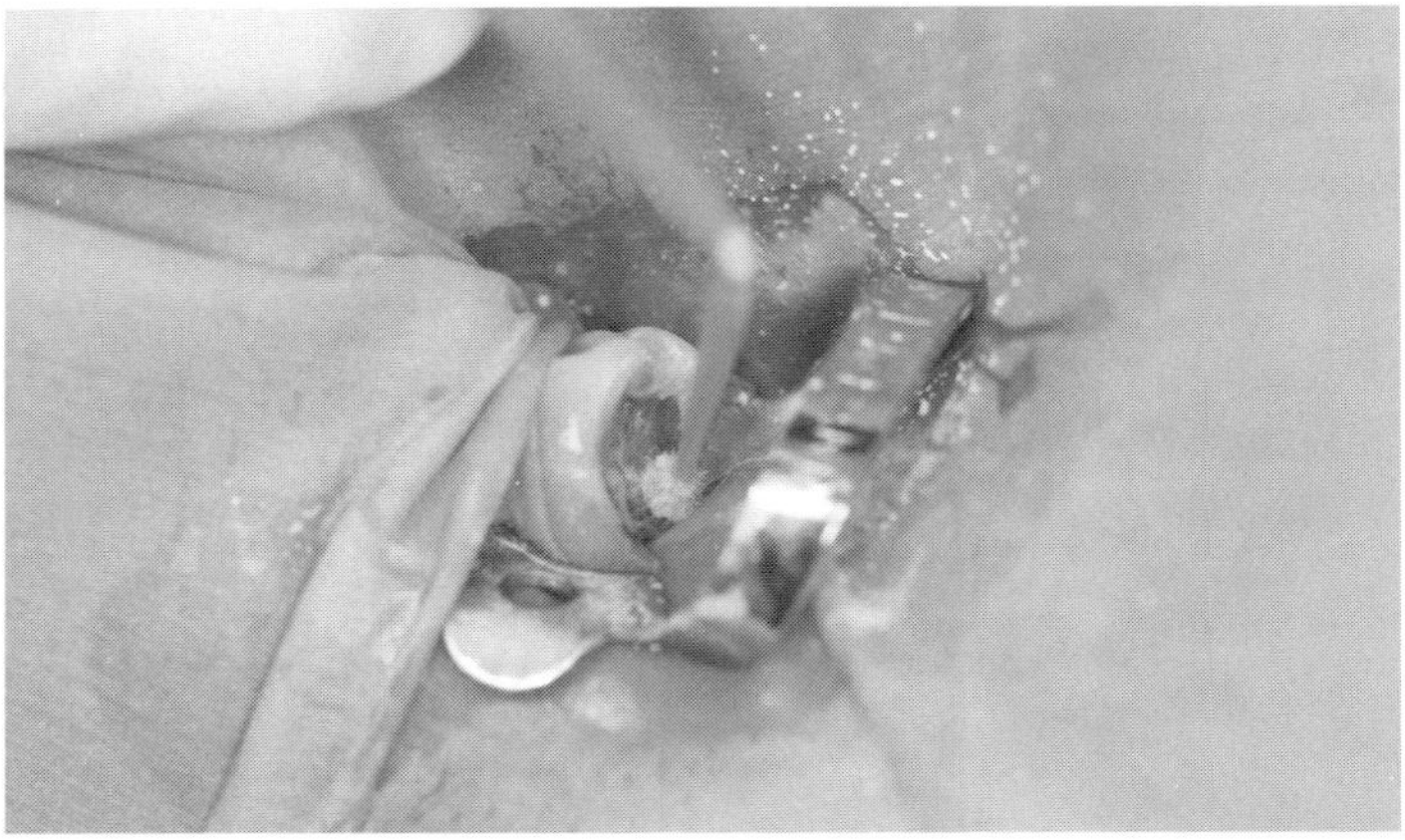

❷ドックベストの粉とコーパライト液を混ぜたものを塗布したあと、さらにドックベストを充填

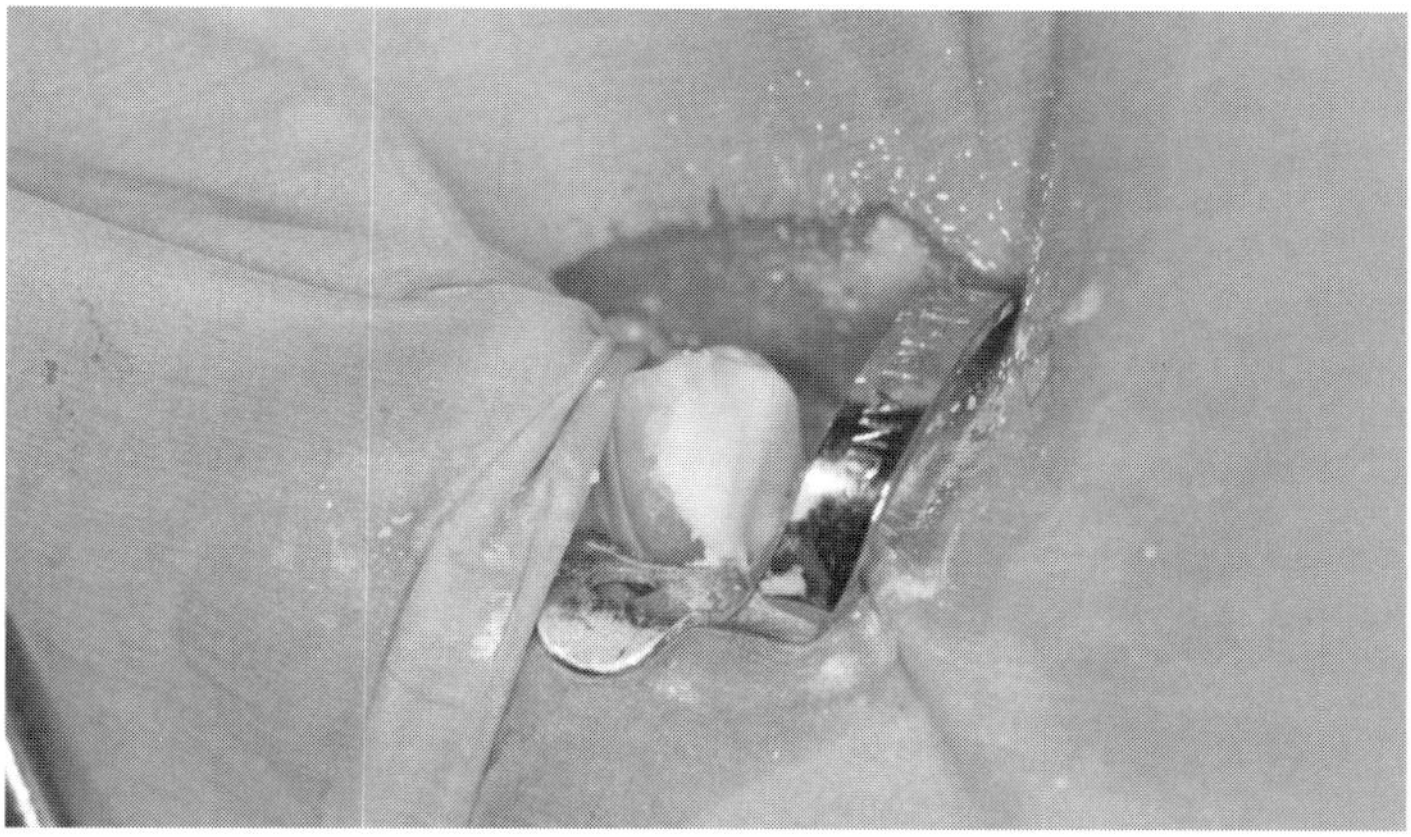

❸仮のセメントで封鎖し、約1年間経過観察する

↓

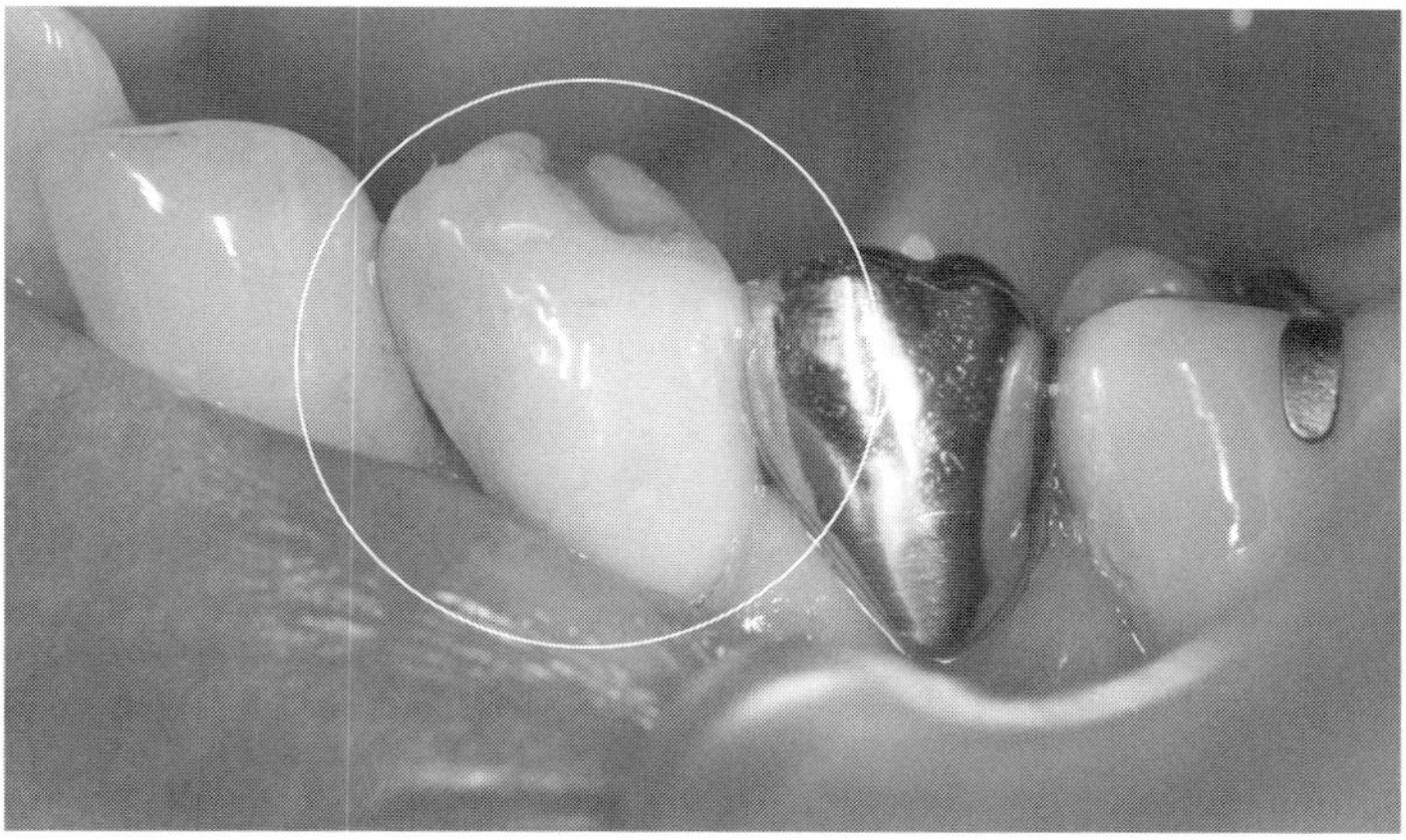

❹虫歯が治ったことを確認したら、最終仕上げを行い治療は終了

実は保険診療より安く済む治療費

ドックベスト療法には次のようなメリットがあります。

メリット

①治療が短時間で終わる
②成功率が高い（90％以上）
③治療の痛みがほとんどない
④通院回数が少ないため、トータルでの治療費が安い
⑤歯を削らなくてよい

前述のように、ドックベスト療法の治療時間はわずか10分程度。ほとんど痛みがなく、歯を削らなくていいというのは、大変大きなメリットです。費用面では、現在のところ保険診療対象外のため、1回の治療費は高く感じるかもしれません。しかし何度も通院する必要がないため、結果的に治療費も安く済むと考えられます。

小峰歯科医院・治療価格表

虫歯治療

唾液検査	2,000円
レーザー診断(見えない虫歯まで診断)	3,000円
ドックベスト治療	
ドックベストセメントのみ使用	10,000円
ドックベスト治療1日で完了	16,000~25,000円
ドックベストを応用した治療	+10,000円
歯のお化粧(削らず白くする)	1本10,000円から
削らないブリッヂ	200,000~300,000円
削らないクラウン	20,000~50,000円

レーザー治療(ストリーク・レーザー)

根管治療	10,000~20,000円
歯周病治療(1日で終了)	200,000円
消炎治療(レーザーだけで痛みや腫れを治す)	4,000~10,000円

歯周病治療

1~2回で終了	20,000~30,000円
メンテナンス(歯周病検査+スケーリング)	60,000円

予防処置

食事・生活指導	5,000~10,000円
カウンセリング	5,000~10,000円
その他(特殊治療)	応談

(2016年11月現在)

さらに言うと、もし今まで通りの保険治療、つまり歯を削る治療を受けていたら、いずれ神経を抜き、歯を抜くことになるかもしれません。結果としてインプラントや入れ歯を入れることになった場合、1つの虫歯から始まった歯の治療費は、総額で何十万円になることでしょう。そう考えたら、たとえ1回の費用が多少高額だったとしても、削らないことで歯の寿命が長くなり、最終的には保険診療よりずっと安く済むことになります。

ドックベスト療法のデメリットとは？

一方で、残念ながらデメリットもあります。歯の神経の炎症がひどく痛みがある場合、ドックベスト療法では痛みをすぐに取り除くことができないため、やはり虫歯の原因を除去する必要があります（なお、私のクリニックでは、即座に炎症を抑え、痛みを取り除くレーザー治療を導入しています。詳細は後述）。

また、日本では施術を行っているところが少ないため、正しい技術をきちんと習得できていない歯医者がいるというのも現状です。特に問題となるのは、歯を削らない治療にも拘わらず、削ってしまう歯医者がいる、ということです。私は現在、技術を習得していただくための講習会を行っていますので、もしドックベスト療法を受けられる病院をお探しの場合、講習会に参加されている歯医者に行かれることをおすすめします。（巻末リスト参照）

そのほか、以前はドックベストが外れやすかったり、セメントの色が赤く前歯に施術すると目立ってしまうなどの問題もありましたが、これらは改良を重ね、改善することができました。その結果、今では成功率は90％以上と、ほとんどの場合、成功すると言っていいでしょう。

シュガー・コントロールで完全な自然治癒を目指す

しかし成功率をここまで上げるには、大変な苦労がありました。というのも、ドックベストセメントの開発者であるティム・フレイザー先生は、研究者であって臨床家ではなかったため、治療法がまだ確立していなかったのです。

しかも私が先生にお会いした半年後、先生はがんで倒れてしまい、開発国アメリカでの進化がストップしてしまったのです。実際、当初の治療法では詰めた薬が取れやすく、思うように実用化が進みませんでした。しかし試行錯誤を重ね、やっと失敗が少ない治療法を編み出すことができました。この方法は、その日のうちに治療が完了することから「ドックベスト・１ＤＡＹセラピー」と名付けました。

症例①

Bさんは埼玉県にある私の歯科クリニックまで、片道5時間かけて来院されました。遠方のため、できるだけ早く虫歯治療を終わらせたいとの希望がありましたが、口の中を見ると、なんと15本もの虫歯がありました。さすがに1日ですべてを終えることはできませんでしたが、その日のうちに4本の治療を完了し、残りの歯はシュガー・コントロールで自然治癒を目指していただくことになりました。

ドックベスト療法は、永久歯であれば子どもにも施すことができます。一生使う大切な歯を削らずに、痛みも与えずに治すことができるのですから、長年歯医者をやってきた私から見ても、画期的な治療法としか言いようがありません。この方法が普及すれば、「子どもは歯医者が嫌い」という定説も、もはや過去の話となるでしょう。

症例❷

Yちゃんは3歳の女の子です。穴の開いた虫歯は1本だけでしたが、虫歯を正確に調べるレーザー検査器で調べたところ、穴の開いていない虫歯がたくさんあることが分かりました。そこで、ドックベスト療法を行うことにしたのですが、穴が開いていないため、ドックベストセメントを直接虫歯に塗り付けることができず、なかなか効果が上がりません。そのため、できれば1週間に1度のペースで来院してもらいたかったのですが、家が遠いため頻繁に来院できないと言います。そこでYちゃんには、治療と同時に砂糖の量を控えてもらうシュガー・コントロールをやってもらったところ、あっという間に虫歯がなくなってしまいました。

お気づきの方もいると思いますが、このドックベスト療法は、第1章で述べた、「虫歯が自然治癒する」という考えに基づいています。ドックベストセメントで無菌化することで、虫歯の進行は止まり、ドックベストセメントに含まれたミネラル成分がスムーズな再石灰化を促してくれるのです。

しかし大切なのは、その間にシュガー・コントロールまたはシュガー・カットを行うこと。

それにより、虫歯への刺激がなくなり、自然治癒が進んでいくのです。そういう意味では、ドックベスト療法は補助的な治療法と言ってもいいかもしれません。

ドックベスト療法が普及しなかった本当の理由

ここまでお読みいただいて、こんなに素晴らしい治療法なら、なぜ世界的に広まっていないのか、疑問に思われる方もいるのではないでしょうか。実は私自身も、このドックベストの研究や臨床に取り組みながら、きっと何か問題があるはずだと理由を探していました。

しかし実際に多くの患者さんにドックベストの治療を行い、結果を見る限り、問題はほとんど見当たりません。むしろ患者さんには感謝されるばかりです。問題があるとすれば、今まで歯科大学で教えられてきた理論とまったく異なる部分が多くあり、エビデンス（医学的根拠）もまだまだ少ない状況なので、「エビデンスが確立するまで様子を見たい」と二の足を踏んでいる歯科医が多いのかもしれない、そう思っていました。

ところが本当の理由は、それだけではありませんでした。ドックベストについて書かれた多くの海外の文献を翻訳する中で、とんでもない論文を見つけてしまったのです。そこには「虫歯が自然に治ったりしたら、患者以外は誰も利益が得られなくなるため、これらの事実は葬り去られた」と書かれていました。つまり、虫歯が自然に治るということが人々に知られると、歯医者をはじめ、歯科に関する企業は存在する意味がなくなってしまいます。そこで、この事実は伏せておくことになった、ということです。

以前、ヨーロッパでドックベスト療法を広めているスイスの歯科医ミノッティ先生とメールでやりとりしたときも、先生からのメールにこのような言葉が書かれていました。「今まで何度も〝虫歯が自然に治る〟という事実を訴えてきましたが、無視され続けています」。つまりドックベスト療法は広まらなかったのではなく、広まらないよう大きな圧力がかかってきたということです。

私自身、ドックベスト療法が最良の虫歯治療法と確信して日本に取り入れ、各地でセミナーを開くなどの普及活動を行ってきましたが、最初はやはり様々な壁が立ちはだかり、受け入れてくれる人が少なかったのが現実でした。

テレビ取材をきっかけに広がり始めたドックベスト療法

チャンスが訪れたのは2011年。TBSのテレビ番組「世界のスーパードクター」で取材され、最先端の虫歯治療法として、ドックベスト療法が紹介されたのです。おかげで、この治療法と私の知名度は一気に高まり、放送直後は全国から問い合わせの電話が殺到しました。いつも通院されている患者さんからは、「最近全然電話がつながらないけど、どうなっているの?」と苦言を呈されるほどでした。

このテレビ放映により、ドックベスト療法が広く知られることになったのはもちろんのこと、虫歯を削らずに治す方法があるという事実を伝えることができたのは、私にとって大きな収穫でした。今までのように、ただ歯医者に行き、されるがままに歯を削られるのではなく、自分の歯に責任を持ち、自分が望む治療を行ってくれる歯医者を選ぶことが大切であると思っていただけたなら、うれしい限りです。

痛み、腫れを一気に解消するレーザー治療法

このドックベスト療法と併用する形で、私が最近取り入れている新しい技術があります。それがレーザーを使った治療法です。私が使用しているのは、Streak Laser（ストリーク・レーザー）という国内メーカーのもので、先端から1,000℃以上もの熱を発し、さまざまな治療に活用できます。私はこのレーザーを使い、スピーディーに炎症を抑え、痛みをやわらげることができる独自の方法を発見しました。

そもそもレーザー治療とは、さまざまな波長の特殊な光を利用した治療法で、波長によって効果も異なります。私が使っているレーザー光は、ネオジウム・ヤグレーザーというもので、波長は1,064ナノメーターと近赤外線に近い波長を持っています。

この光を患部に照射すると、血管の中に一酸化窒素が発生して血管が拡張し、血液の流れが速くなり、治癒効果が早まることが分かりました。しかし、その場所が炎症を起こしている場合、血管を拡張させるとかえって痛みを引き起こす可能性があります。

そこで私が応用したのが「L.L.L.T.（Low Level Laser Therapy・低レベルレーザー

治療法）」（以下Ｌ．Ｌ．レーザー治療法）です。低レベルと言っていますが、限界内での高出力のレーザーを照射することで、痛みを伴うことなく炎症が抑えられます。たとえば歯茎の炎症で顔が腫れてしまった場合、数日間は腫れが治まらないのがふつうですが、この治療を行えば、すぐに痛みが和らぎ、30分後には腫れも治まるのです。

具体的な施術方法としては、レーザー機器の設定を最大出力にし、腫れた場所や痛みのある場所に照射します。このときのポイントは、レーザーを細かく動かしながら照射場所を移動させること。同じ場所に照射し続けると熱くなり、火傷したり痛みが起きてしまう危険性があるからです。

強い痛みを取るＬ．Ｌ．レーザー治療の症例

以下、初めて患者さんにレーザーによるＬ．Ｌ．レーザー治療法を行ったときの症例をご紹介します。

症例①

患者Aさんは右下奥歯が炎症を起こし、激痛を訴えて来院されました。炎症で歯茎が腫れている場合、一般的には麻酔をしてメスで歯茎を切開して膿を出しますが、Aさんは歯茎が腫れていなかったため、切開しても意味がありません。次の選択肢は、抗生剤の投与ですが、こちらは完全に痛みが消えるまで3日～1週間かかるうえ、抗生剤を使うと後に急激な免疫力低下が予想されるため、私としては使用したくありません。

しかしAさんは強い痛みを訴えていますので、まずは痛みを取ることを優先させなければなりません。そこで初めて、以前から文献を読んで知っていた低いレベル量で行うレーザー治療法（L.L.レーザー治療法）を試みることにしました。

そして実際に施術を行ったところ、患者さんは痛みが楽になったと言うではありませんか。これは期待できる！と、私自身も効果に驚きつつ、さらに施術を続けました。そしてついに、患者さんの痛みを取ることができたのです。しかも患者さんが気になっていたという顔の腫れもすっかり引き、大変喜んでおられました。

これを機会に、L.L.レーザー治療法をさまざまな患者さんに施術してみました。すると一様に、急性炎症を治める効果を発揮することが分かりました。

症例❷

かなり遠方から来院された患者さん。歯が痛いためドックベスト治療を希望されていましたが、見ると虫歯の穴が開いておらず、どうやら歯髄炎による炎症のようです。つまりドックベスト療法を行っても、今の痛みはすぐに取ることができないため、レーザー治療を行うことにしました。

まずは出力を通常の半分に抑えて照射したところ、かなり楽になったというので、照射を続けました。その結果、痛みが完全に消えたと言われたのですが、かなり遠方からお越しだったため、痛みが再発しても、再来院は大変です。そこでさらに追加で照射を行い、待合室で1時間ほどお待ちいただいたうえ、痛みが再発しないことを確認してからお帰りいただきました。

実はこのL.L.レーザー治療法には、弱点があります。出力量が低いため、30分以上照射しなければならないということです。同じ姿勢を維持しなければいけない患者さんはもちろん、私たち施術者も根気よく、治療を行わなければなりません。しかも、このレーザー光の反射波が自律神経を刺激するのか、信じられないくらいの睡魔に襲われるのです（笑）。もちろん居眠りして施術することなどあり得ませんが、この点が患者さん、施術者ともに辛いところです。

とは言え、今までは歯髄炎など堪え難い痛みを取るためには、神経を抜くしか選択肢がなかったことを思えば、この治療法は画期的です。何度も言いますが、神経を抜いてしまったら歯の寿命は極端に短くなります。それを行わなくて済むようになったのは、歯医者にとっても患者さんにとっても、大変喜ばしいことではないでしょうか。

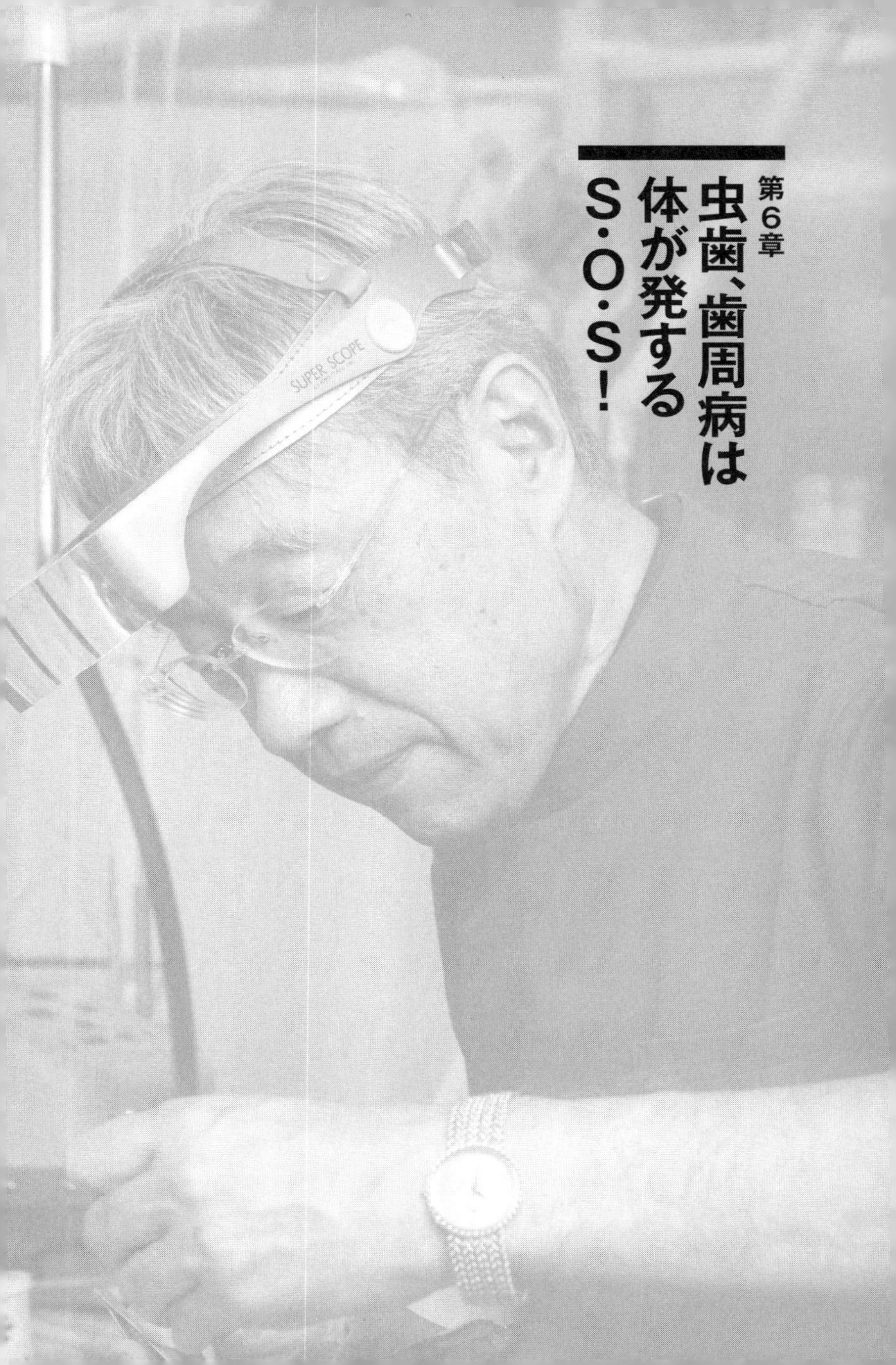

第6章 虫歯、歯周病は体が発するS・O・S！

虫歯や歯周病は口の中だけの問題ではない

私は若いころ、近くに住んでいたアメリカ人留学生に英会話を習っていました。あるとき、彼女がアメリカの母親から毎月歯ブラシを送ってもらっているのを知り、私は日本でも歯ブラシは売っているのに、どうしてわざわざ送ってもらうのか尋ねました。すると彼女は、「アメリカには〝Priority to dentistry〟、つまり大病の前には必ず歯の病気が起こるということわざがあり、歯の大切さを親から子に伝える習慣がある」と言っていました。つまり歯ブラシを送ることは、子どもの健康を気遣う親心ということのようです。

当時は、アメリカの風習なのだと思って聞き流していましたが、今となっては、体の健康と歯の病気が密接に関わっているということを、アメリカの人は昔から経験的に知っていたのだろうと思わされます。事実、あるデンタル用品メーカーの調べでは、日本人1人あたりの歯ブラシ消費量は、1年で4本であるのに対し、アメリカでは20本も売れているといい、スーパーマーケットを見ても、デンタルグッズ売り場の大きさに驚かされます。

というのも前の章で述べたように、口と体は「象牙質の液体移送システム」でつながっています。つまり歯で何かが起きているということは、体内でも何かが起こっているということであり、虫歯や歯周病の始まりは、全身の健康を害する病気の始まりである可能性があるからです。

歯から全身に病気が運ばれる歯性病巣感染

歯からくる体の病気として知られているものに、病巣感染というものがあります。病巣感染とは、ある場所に病気の原因となる〝巣〟ができ、そこから菌が全身に運ばれることによって、ほかの臓器に感染、病気を引き起こすこと。もし、その病巣が歯や歯の根っこなど、歯に関係がある場所にでき、それが体の病気につながった場合、「歯性病巣感染」といいます。

この病巣感染について、私が初めて知ったのは、片山恒夫先生監修の書籍『虫歯から始まる全身の病気』を読んだのがきっかけでした。そこには、歯の根っこの治療をしたリューマチの患者さんの歯を抜いてウサギのお腹に移植したところ、ウサギがリューマチになり、患者さんのリューマチは治ったと書かれていました。

私は歯を抜かない主義なので、患者さんに同じことを行って実証することはできません。

しかし確かにリューマチの患者さんの歯の根っこの治療が完了すると、リューマチの症状が改善される例を何度も確認しています。逆にリューマチは、過去に歯の根っこの治療を行っていて、現在状態が悪く再治療が必要な人に多く見られることから、リューマチと虫歯・歯周病は非常に密接な関係があると考えられます。リューマチ治療を専門とする内科医の友人も、「リューマチ患者で歯に問題のない人は見たことがない」と言っており、医療現場では広く知られている事実のようです。

これらの歯性病巣感染を防ぐための対策は、歯の根っこの治療を行うときに、細菌が残らないよう完全に無菌化することです。しかし細菌の大きさを考えると、どれだけ根っこの管の中に詰めものをきっちり詰め、完全にフタをしたつもりでも、細菌は簡単に入り込んでしまいます。現在のやり方での完全無菌化は、ほぼ不可能なのです。

しかし唯一、根管はもちろん象牙細管（象牙質内の管）まで完全に無菌化できる方法があります。それがドックベストです。

症例

発熱のため休職中という患者さん。有名な大学病院でさまざまな検査をしたものの原因が分からなかったといいます。そこで、せめて休職中に虫歯だけでも治そうと思い、私のクリニックに来院されました。レントゲンで歯の状態を確認したところ、なんとほとんどの歯の神経が抜かれていて、歯の根っこの部分に〝病巣〟が確認できたのです。

歯の根っこが短かったことから、おそらく若い頃に神経を抜かれてしまったのでしょう。残念ながら、この場合は極めて予後が悪いのですが、それでも2～3本ずつ、根っこの病巣を取り除く治療を行っていきました。すると全体の3分の2の治療が終わったころ、「発熱回数が減ってきた」と言うのです。私は、これは歯性病巣感染だったのだと直感しました。その後も治療を続け、すべて終了したところで、発熱もなくなりました。

歯科と医科は別々の領域ではない

このように、口の中を見て体の健康状態を確認したり、逆に体の不調の原因が口の中や歯にあるかもしれないと予測することは、歯医者の役割としてとても大事なことです。歯医者は歯のことしか分からないと思われがちですが、歯科大学では内科や外科の一般基礎医学も勉強していますので、口の中だけ治して「はい、終わり」では、あまりに無責任です。

症例❶

Ｊ君21歳は、虫歯のドックベスト治療を希望して来院されました。見たところ健康そうでしたが、あまりに虫歯が多いので、私のクリニックにある健康状態を調べるマシンで全身の検査を行いました。

すると驚いたことに、Ｊ君の血管年齢が約50歳という結果が出たのです。しかも心臓は動脈硬化を起こしていました。そこで食生活について聞いたところ、毎日砂糖たっぷりの清涼飲料水を飲んでいたことが分かりました。

そこで、まずはＪ君の虫歯をドックベストで治療するとともに、「シュガー・カット」という、砂糖を一切摂らない食事指導をしました。すると、わずか4か月で血管年齢が25歳まで下がり、動脈硬化も治るまでに改善されたのです。この症状が若いうちに発見できたからよかったものの、もし発見されなかったら、おそらく30歳ぐらいには心筋梗塞を起こしていたでしょう。

SKY-10

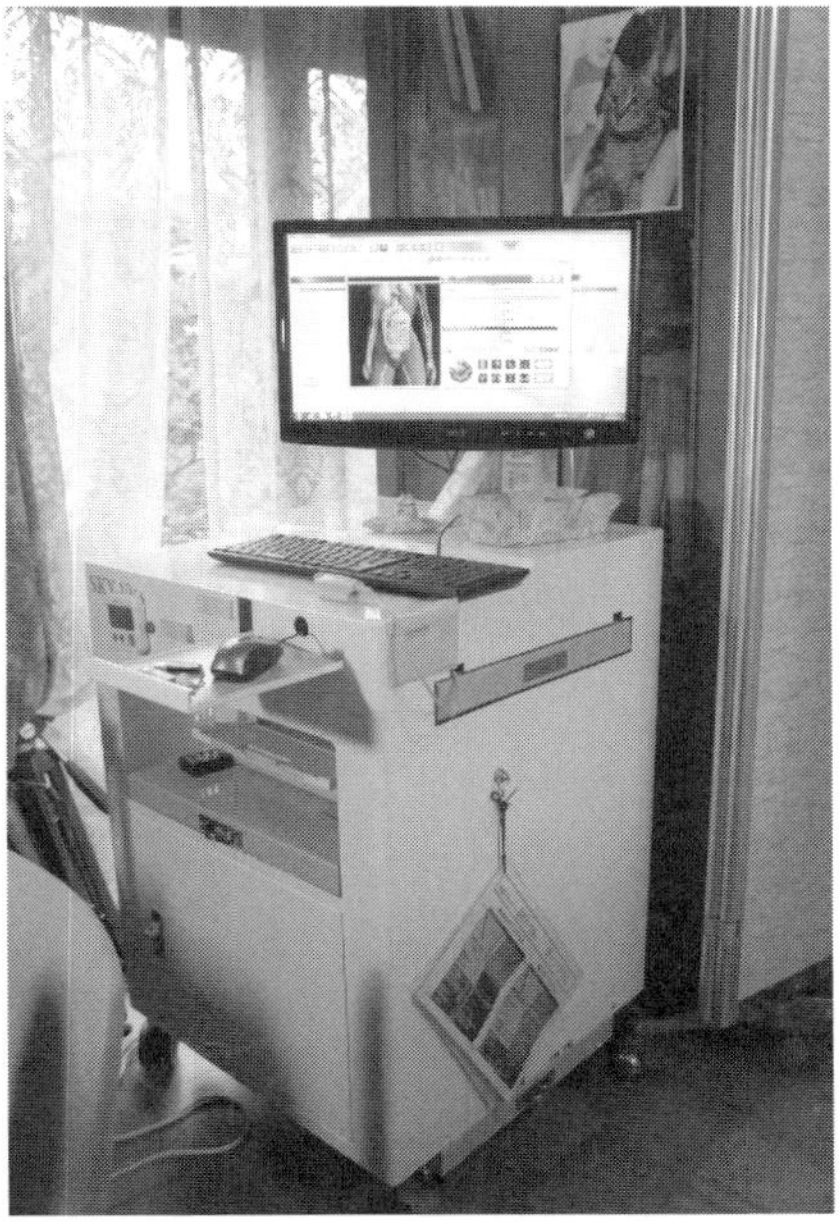

SKY-10では、額の左右両側、両手、両足に端子を接続し、身体に微弱電流（1.5ボルト）を流すことで、身体の健康状態が測定できる

ちなみに私が導入しているのは、「SKY－10」という機器で、およそ5分で各臓器の活性度やミネラルバランス、自律神経、ストレス、血管年齢など全身の健康状態を測定することができるものです。歯周病などは生活習慣病と直結しているため、各臓器の活性度や血管年齢は食事指導の際に重要な判断基準になりますので、歯科の疾患であっても全身の健康チェックはとても重要なのです。

症例❷

同様の症例ですが、やはり毎日清涼飲料水を飲んでいるという14歳の男性が、虫歯の治療で来院されました。J君の来院直後だったこともあり、すぐに全身の健康状態を検査したところ、やはり血管年齢は30歳まで老化していました。幸いなことに、まだ動脈硬化は起こしていませんでしたが、やはりこのまま発見されなかったら、若いうちに大変な病気になっていたと思われます。

最近、若い方の突然死がとても多くなっていますが、ほとんどが清涼飲料水の飲みすぎや砂糖の摂りすぎだったのではないかと思います。砂糖と全身の関係については、後ほど詳しく述べますが、みなさんも虫歯や歯周病ができたときは、最近の食生活はどうだったか、体調に異変がないかも併せてチェックしてください。

虫歯が多い人は血管が老化している

ところで虫歯と血管年齢については、興味深い調査結果があります。

P107の表は大阪で開催した「日本アンチエイジング歯科学会」で私が発表したものです。縦軸は実年齢と血管年齢の差、横軸は虫歯の本数を表しています。この表を見ると、虫歯が0本の人の血管年齢は若い傾向にありますが、虫歯の本数が増えるに従って血管年齢が実年齢を上回っていき、虫歯が20本を超えると、実年齢との差も25〜30歳と大きく上回っていることが分かります。つまり虫歯が多い人は、そのぶん体が老化しているということです。

歯周病が悪化したら、がんを疑え

症例❶

48歳の男性患者、Sさん。長年、私のクリニックで歯周病の管理をしていましたが、1年近く前から歯周病が急激に悪化してきました。このような場合、通常は薬を飲み始めたとか、環境が変わった、または食生活が変わったなど、何らかの変化があるのですが、ご本人に聞いても特に思い当たることはないと言います。しかし、全身の健康状態を検査したところ、極端に免疫力が低下しているのが分かったので、病院で精密検査をすすめたところ、なんと小さながんが見つかったのです。

彼はとても健康的なスポーツマンで、歯周病以外は全くの健康体でした。そのような方に一般的な歯周病治療を行っても、よくならない場合は、極端に免疫力が下がっている場合が多く、がんなどの病気を疑う必要があります。

このように歯医者が体に起きている大きな病気を見つけることは、珍しいことではありません。そもそも歯や口の病気は、大病の前の未病の状態であり、体の病気が始まりかけ

実年齢と血管年齢の差と虫歯の本数の相関図

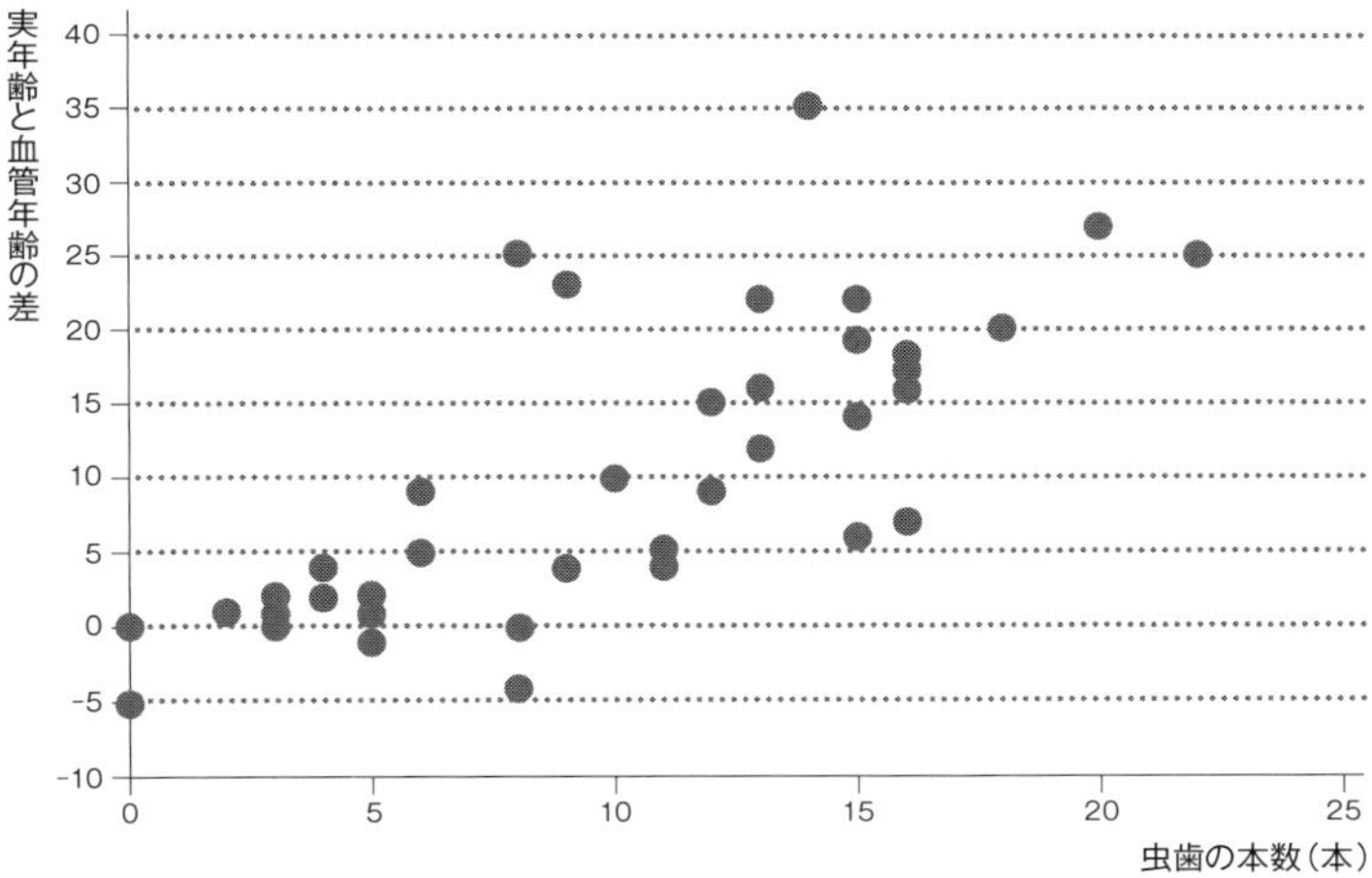

虫歯が0本の人の血管年齢は、実年齢と同じかむしろ若いのに対し、虫歯の本数が多い人ほど実年齢より大幅に血管年齢が高い（「カリエス罹患率と血管年齢の相関に関して／小峰一雄・田幡彰」日本アンチエイジング歯科学会誌『華齢』2017年VOL.7より）

ているサインだと疑っていただきたいのです。この〝歯が痛くなる〟ということ自体、体が発する警告であり、砂糖など歯に痛みを感じさせる食べものを体の中に入れるな、というメッセージなのです。

症例❷

ある歯周病の患者は、もともと大学病院で診察を受けていましたが、「喫煙者は診察しない」という理不尽な理由で、銀座の歯医者を紹介されたそうです。そこで2年間、治療を続けましたが、ほとんど改善しなかったため、その先生から私のクリニックを紹介されたと言います。

そこで私は、その患者さんの生活習慣を調べてみました。すると昼夜問わず働くという不規則な生活をしていることが分かりました。そこで私は、「2週間だけでいいから、ごく普通の生活をし、決まった時間に食事をしてください」と指導しました。するとわずか2週間で、体調がよくなり、歯周病も改善し始めたのです。この経験からご本人も「今の生活を続けていては、命に関わる」と危機感を感じたそうで、仕事を辞めて独立されました。すると歯周病の炎症は、ぴたっと治まりました。

症例❸

長年、歯周病の管理をさせていただいている55歳男性の患者Nさん。3年前に急に歯周病が悪化してきたため、何か異常があると思い、検査をすすめました。しかしご本人は特に不具合を感じていなかったため、検査を受けたのは約1年後。そこで、がんが発見され、Nさんはそのまま入院してしまったのです。

抗がん剤や放射線治療、手術を重ねたNさんは、免疫力がすっかり低下してしまい、退院してきたときはほとんどの歯がグラグラになっていました。そこで私は、抗がん剤を使用しない医師を紹介し、その先生のがん治療と私の食事療法を行ったところ、歯周病が改善し始めたのです。

これはがんも小さくなっているのでは、と期待していましたが、がんの治療方針の違いから、Nさんはまた別の病院で抗がん剤治療を始められ、残念ながら亡くなってしまったとお聞きしました。

口臭は免疫力低下のサイン

たいていの人は病気になるまで、健康についてあまり考えることはありません。しかし虫歯や歯周病になり、歯医者に行くことは、自分が病気の一歩手前であることに気づくよいきっかけになることでしょう。そのために、私たち歯医者も全身の病気について、常に勉強していかなければなりません。

口を通して体の異変を感じるバロメーターとして、口臭があります。口臭が強い人は、内臓の機能が弱っていたり、免疫力が低下している可能性があります。というのも、口の中の細菌は腸内の約10倍もあり、しかも常に外気にさらされています。そのため免疫力が落ちると細菌の数がてきめんに増えてしまうのです。口臭がいつもより強くなった、歯垢が付きやすくなった、歯周病の状態が悪くなったなど、口の様子がふだんとは違うと感じたときは、歯医者に相談してみましょう。

虫歯と歯周病、がんの原因は同じ

さて、私は虫歯と体の健康状態について長年、研究を重ねていますが、驚くべきことが分かってきました。それは虫歯と歯周病、がんの原因が同じだということです。そこでまずは、がんができる原因について、お話ししたいと思います。

がんはこれまで、遺伝子の突然変異によって、たまたまできるものだと考えられていました。しかし最近は、生活習慣病のように日常生活や健康管理が大きく影響していることが分かりつつあり、がんがどのようにできるか、という原因も大きく変わってきています。

私たちはお米や芋、小麦などの炭水化物を食べ、体を動かすエネルギーに変えていますが、この働きを行っているのがミトコンドリアと呼ばれる微生物です。ミトコンドリアは、酸素を使って炭水化物を分解しますが、この炭水化物を食べすぎて、体に必要な量を大きく上回ると、分解が間に合わなくなってしまいます。

そこで、この働きを助けようと生まれるのが〝原核細胞《げんかくさいぼう》〟と呼ばれる細胞です。この原核細胞は、大腸菌と同じような単純な構造のため、放射能や紫外線、薬、ストレスなどの影響をとても受けやすいという弱点があります。そして本来、人間の細胞は簡単には変異しませんが、この原核細胞は単純なため、簡単に変異してしまいます。こうして生まれたのが、がん細胞です。

炭水化物を食べすぎなければ、原核細胞は生まれません。そしてもし生まれてしまっても、もともとは体の働きを助けるための細胞なので、先程述べた放射能、紫外線、薬、ストレスなどの刺激さえなければ、がんに変わることもないのです。

このがんができる原因説を踏まえたうえで、がん患者に見られる特徴を見てみましょう。

がん患者と歯周病患者に共通する5つの特徴

(1)糖質を好む
(2)低体温である
(3)交感神経が常に優位にある
(4)呼吸が浅い
(5)酸性体質である

これらの特徴と、虫歯、歯周病との関連性について、詳しく見ていきましょう。

⑴ 糖質を好む

糖質の代表格は、砂糖です。砂糖を食べることが虫歯を起こすことは、ここまで記してきた通りです。さらに、歯周病を引き起こす一番の原因も炭水化物など糖質の食べすぎであることから、糖質を好むがんと共通していることが分かります。

症例

58歳の肺がんの患者さん。がん治療の外科医から、歯周病があると手術のときに菌血症や心筋梗塞、脳梗塞のリスクが高まるため、まずは歯周病治療をしてほしいと紹介状を持って来院されました。しかしこの患者さん、体重120kgオーバーとかなりの肥満体型です。どうやら肺がんが見つかり禁煙を始めたところ、10kg以上太ってしまったようです。

そこで食習慣をお聞きしたところ、朝食、昼食にご飯2杯ずつ、夕食はご飯1杯とうどん2人前、と食事のほとんどが炭水化物。それに肉類のみで、野菜はほとんど食べていなかったようです。そこでご飯は1日1食のみにしていただき、あとは野菜中心という食事指導をさせていただきました。すると歯周病は見る見るうちに改善し、手術も無事終了。その後も野菜中心の食生活を続けているそうで、今ではまったく別人のようなスリムな体型を維持しておられます。

(2) 低体温である

体温が高ければ、免疫力も高まり、がんになりにくいということは、すでにエビデンス(医学的根拠)のある事実です。私は過去に、歯周病患者の歯茎の温度を測定していたことがありました。するとその多くが低体温であり、冷たい飲食を好む人が多いことも分かりました。また低体温の人は血流も悪いので、唾液が出にくく、結果的に虫歯ができる確率も高くなっています。

(3) 交感神経が優位にある

人には、自分の意思とは関係なく反応し、体の機能をコントロールしている自律神経というものがあります。この自律神経には、交感神経と副交感神経があり、交感神経は活動しているときや緊張しているとき、ストレスを感じているときに働き、副交感神経は、リ

自律神経(交感・副交感)の働き

交感神経優位	⟵・・・・・・⟶	副交感神経優位
悪い	血行	良い
速い	脈・心臓の鼓動	遅い
上がる	血圧	下がる
浅い 速い	呼吸	深い ゆっくり
多い	活性酸素	少ない
低い	体温　高い 体温はどちらに極まりすぎても低く 副交感やや優位で高くなる	低い
抑制	胃腸の働き	活発
病気	健康 健康状態もどちらに極まりすぎても 悪くなりバランスが大事	病気

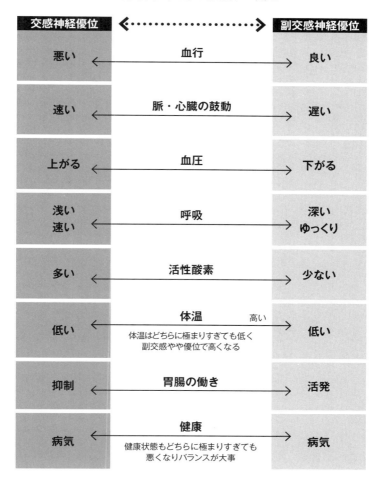

ラックスしているとき、眠っているときに働きます。

しかし常に気を張って緊張状態にある人は、交感神経ばかりが働いてしまい、体も緊張した状態になってしまいます。すると末梢の血管が縮まり、血流が滞ってしまい、体中の臓器に十分な血液が送られなくなってしまいます。するとがん細胞が生まれ、どんどん増殖してしまうのです。

さらに交感神経が優位にあると、唾液が出にくくなるため、口の中の細菌が増殖します。また常にストレスがかかっていることから、「象牙質の液体移送システム」が逆流を起こし、虫歯や歯周病を起こしやすくなります。

(4) 呼吸が浅い

呼吸が浅い人は、常に体内の酸素が不足している状態になっています。がん細胞は、酸素を嫌うことで知られていますが、同じように歯周病菌も酸素が苦手です。さらに呼吸が浅い人は、運動不足である人が多いことも分かっています。運動不足は、すべての病気を引き起こす原因になっています。

(5) 酸性体質

がん細胞は、酸性体質を好みます。そもそも人は健康であるときは、弱アルカリ性体質を維持していますが、肉や糖質中心の食生活をしたり、運動不足が続くと、酸性体質になる傾向にあります。特に糖尿病の人や太っている人、中性脂肪が高い人は、酸性体質になりやすいようです。

逆に、野菜やくだものをたくさん食べると、体質がアルカリ性に傾くため、がんになりにくいと考えられています。同様に虫歯も、口の中が酸性の人がなりやすいことが分かっています。

酸性体質の改善で虫歯やがんになりにくい体に

この酸性体質については、その人の健康状態を知るうえで、私が現在もっとも注目しているチェック項目の１つです。というのも実際、クリニックで患者さんの唾液のｐＨ《ペーハー》を測定すると、虫歯の多い患者さんは明らかに酸性体質の人が多いからです。

私が唾液のｐＨに興味を持ったのは、歯に着色しやすい人とそうでない人の違いはどこにあるのか、という探究心からでした。最初は、ある特定の食べものが原因ではないかと考えましたが、それらしいものは見つからない。そんな折、友人から酸性体質とアルカリ性体質に関するドイツの論文を紹介されました。

そこには、酸性体質の方は歯が着色傾向にあると書かれています。酸性体質ということは唾液も酸性であり、自らの唾液で歯の表面を溶かし、ザラザラにしてしまうため、色素が付着しやすいということです。もしやと思い、着色しやすい患者さんの唾液のpHを調べてみました。すると確かに、着色のある患者さんは酸性体質の方が多く、しかも虫歯ができやすいという傾向にあったのです。

それだけではありません。ある日、がんの患者さんが紹介で来院されたのですが、歯の着色があまりにひどかったため、唾液のpHを測定したところ、極端に酸性に傾いていることが分かったのです。その後も、多くのがん患者さんの唾液検査を続けましたが、全員がpH5台と、中性のpH7にはほど遠い数値でした。

実はpHが低いのは、がん患者さんだけではありません。うつ病や慢性疲労、糖尿病などの症状がある方もほとんどが酸性体質でした。もちろん、病気の治療のための薬の影響もないとは言い切れないものの、アルカリ性体質だった方のほとんどが、健康であったのは驚きでした。

アルカリ性体質に戻す食生活

以上のことから考えると、酸性体質の人は、少しでもアルカリ性体質になるよう食生活を見直すことで、虫歯をはじめ、さまざまな病気になるリスクを減らせる可能性があります。すぐにアルカリ性に戻したいなら、重曹を飲むのが一番手っ取り早いですが、あまりおいしいものではないため、続けるのは大変かもしれません。

重曹はあくまで補助的なものと考え、日々の食生活の中でアルカリ性食品を積極的に摂り、酸性食品を控えることが大切です。特に砂糖を食べると確実に酸性に傾くので、注意が必要です。

［アルカリ性食品］

野菜（ほうれん草・ごぼう・さつま芋・人参・里芋等）、くだもの（メロン・レモン等）、海藻（ひじき・ワカメ・昆布等）、キノコ、干し椎茸、大豆など

［**酸性食品**］

肉類（豚肉・牛肉・鶏肉等）、魚類、卵、砂糖、穀類（米等）など

唾液をアルカリ性に戻すと、かなりの確率で身体的症状が改善できるほか、虫歯の自然治癒も確認されています。また唾液のpHを測定することで隠れた体調不良を見つけ出すことができるため、この唾液検査が持つ可能性について、大きな期待を感じています。

虫歯、歯周病そしてがん予防のために心がけたいのは、先ほど述べた5つの状態を改善することです。特に免疫力を高めるため、体温を上げることは重要で、私のクリニックでも食事療法に加え、体温を36・5℃まで上げるための体温上昇プログラムを行っています。

体温を上げる一番簡単な方法は、半身浴を行うこと。さらに冷たい飲み物を控えて真夏でも温かい飲み物を飲んだり、日常的に運動することも効果的です。

また副交感神経を優位にするには、深呼吸をおすすめします。5～8秒かけて大きく息を吸い、5～8秒間息を止めて、今度は5～8秒かけて吐き切る、という呼吸を10～15セット行ってください。ヨガや太極拳を行うのもいいでしょう。

グルコーススパイク

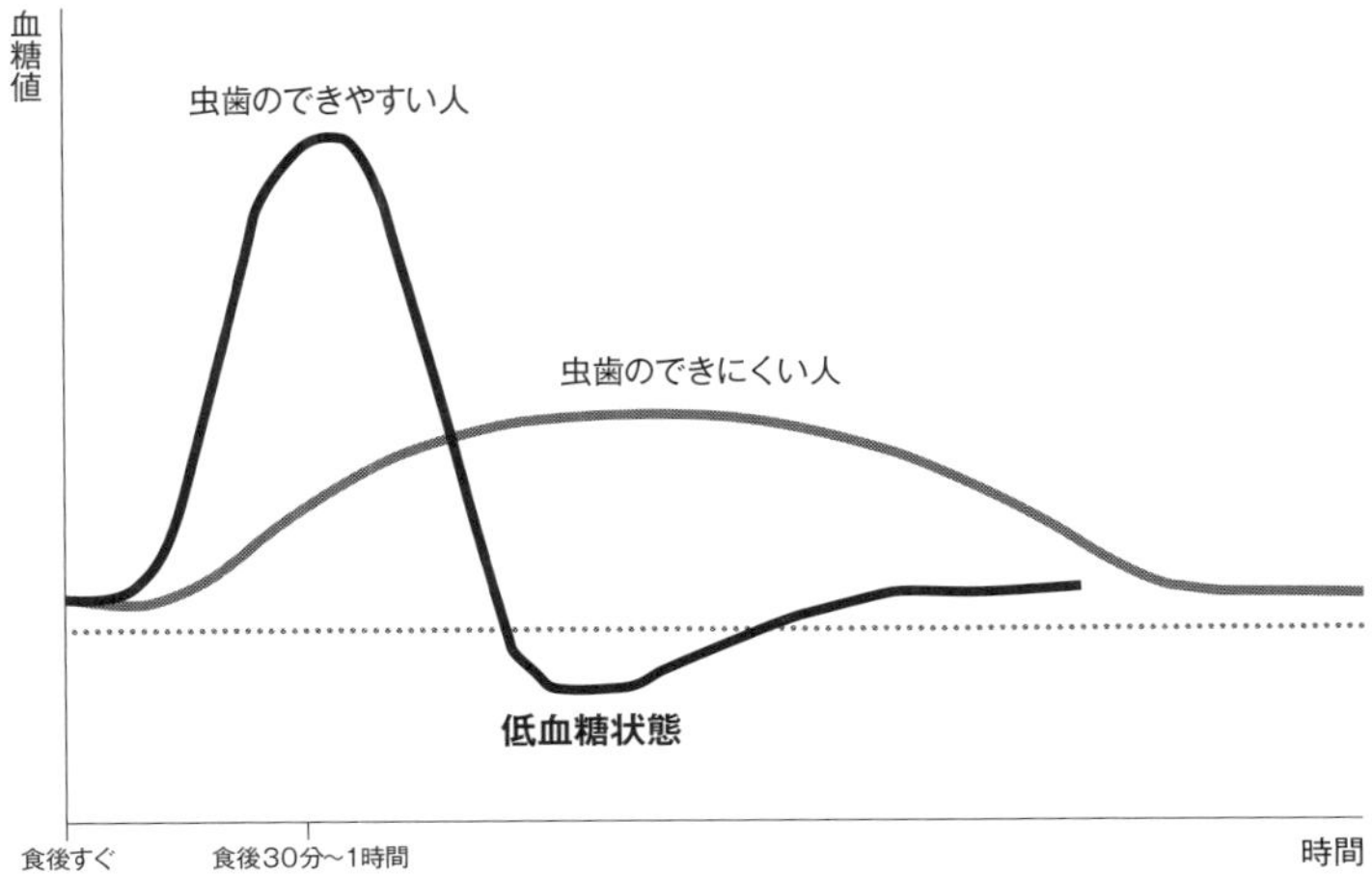

虫歯は糖尿病の前ぶれ

これまで何度も述べたように、虫歯の主な原因は砂糖です。それと同時に、砂糖を摂りすぎると糖尿病になる可能性もあることは、みなさんもよくご存じのことと思います。しかし、どんなに大量に砂糖を摂っても、虫歯ができない人がいるのも事実です。これにはどういう違いがあるのでしょうか。

通常、人は砂糖を摂ると血液中に含まれるブドウ糖の量＝血糖値が上がりますが、同時に血糖値を下げるために「インシュリン」というホルモンが分泌され、今度は血糖値が下がってきます。この急激に上がったり下がったりする曲線を「グルコーススパイク」といい、この曲線が急な人、上下の差が極端な人ほど糖尿病になるリスクが高いことが分かっています。

この曲線は、実は虫歯のできやすさにも比例しています。グルコーススパイクの曲線波が極端な人は虫歯が多く、緩やかな人は虫歯ができにくいということが分かっているのです（前ページの図を参照）。そもそも糖尿病は、血糖値が極端に上がったり下がったりすることで血管を傷つけ、さまざまな病気を起こす怖い存在です。虫歯ができるということは、「あなたは糖尿病になりやすい体質だから気をつけて！」と体が警告しているのです。

症例

患者のOさんは、38歳男性です。彼が以前来院したのは、私がクリニックを開業したころですから、約35年前。カルテには「乳歯の抜歯」と記録されていました。それから30年以上経って、再び「歯がしみる」ということで来院されました。聞けば、毎晩チョコレートを1箱食べ、歯磨きをせずにそのまま眠るという生活をもう10年以上も続けているとのこと。さぞや虫歯だらけだろうと思いきや、なんと虫歯は1本もありません。多少、歯周病の症状が見られましたので、歯にしみると言ったのは、おそらく歯茎にしみたのだと考えられます。

実は彼のご両親も今、歯周病の管理で私のクリニックに来院されているのですが、お2人とも虫歯の心配はまったくなく、食後血糖値が極めて低いことが分かっています。Oさんはおそらく、その遺伝子を引き継いだのでしょう。

ある講演会で、このお話をさせていただいたあと、参加されていた先生からこんな相談を受けました。「実は私もチョコレートが大好きで、どうしてもやめられないのですが、どうしたらいいでしょうか」。そこで私は「先生は今まで虫歯ができたことがありますか」と尋ねました。すると「どんなにお菓子やチョコレートを食べても虫歯はできない」と言うのです。私は「それなら大丈夫でしょう。たまに、そういう方もおられるのです。羨ましい限りです」とお答えし、「ただし安心しないでくださいね。〝糖化〟[※]によって老化が早まることに変わりありませんから」と付け加えておきました。

※糖化：糖とタンパク質、糖と脂質で結合することで老化のひとつの原因とされている。

食生活を変えれば歯周病は改善する

歯周病についても、実は体の健康と大きな関係があります。歯周病の原因の1つに、歯や歯茎に付いた歯垢があります。歯に白くこびり付く、ざらざらしたものです。この歯垢は体調がいいときにはあまり付きません。体調を崩して免疫力が低下したときや、炭水化物をたくさん食べたときに、多く付くのです。

症例

あるオーストリア出身の患者さんは、来日して10年が過ぎ、やっと日本の生活に慣れたころに歯周病で来院されました。見ると、歯磨きを全然していないのでは、と思うほどに、歯や歯茎にビッシリと歯垢が付いています。そこで私は、ふとあることに思い当たり、「もしかして、あなたの母国では1日1食ですか？」と尋ねました。すると「そうです。1日1食でした。ところが日本に来たら、みんな1日3食も食べるので、最初は信じられませんでした。でも今はすっかり慣れて、3食おいしく食べています」と答えました。

しかし1日3食にしたことで、すっかり太ってしまい、歯垢も付くようになったと言います。そこで私は、「母国にいたときと同じ食生活に戻してみてください」と指導したところ、見る見る体形は元に戻り、歯周病も改善されて歯垢もほとんどなくなりました。

ここで問題なのは、糖質の摂りすぎです。以前、このオーストリア出身の患者さんのお宅に招かれたことがありますが、食事内容を見る限り、母国では炭水化物をあまり摂っていなかったのではないかと思われます。また母国のパンは、日本のように粉末状に製粉したものではなく、ライ麦からつくった全粒粉からつくっているため、1日に食べる糖質の量は、日本人よりかなり低いことも分かりました。

この患者さんだけではありません。多くの外国人が、日本の食生活に慣れたころに歯周病を発症します。日本食は炭水化物、特に精米したお米が中心で、お腹が空いたらおにぎりだけ食べれば満足できるという人もいるほどです。しかし海外では全粒粉のライ麦などGI値（血糖値を上げる指数）が低いものが食べられていて、白米や小麦などGI値の高い炭水化物はあまり食べません。

早食いをやめるだけで歯周病や糖尿病の予防になる

さらに日本のように、1日3食きちんと食べなければならないと指導されると、つい1食にかける食事時間が短くなります。ゆっくり食事を楽しむ時間がなく飲み込むように食べてしまうので、味わうというより、お腹を満たすだけになってしまいます。現代の日本人は、お腹が空いていなくても、時間がきたら食べる習慣になっているため、本当の空腹を体験することが少なくなっているのも問題です。

私は日本人が短時間に食事を摂る〝早食い〟が習慣化している原因の1つに、学校給食があると考えています。というのも多くの学校では、給食の準備や片づけをする時間が長く、実際に食べられる時間は20分程度しか設けられていないため、自然と早食いになってしまうからです。またお腹がいっぱいでも、全部食べるよう強制されるのもかわいそうです。ちなみに先日、友人が教育関係者とともに、フランス・リオンの小学校に視察に行った際、小学校では昼食の時間を2時間とっていたと聞き、こんなにも違うのかと驚きました。

〝三つ子の魂百まで〟と言いますが、小中学校の9年間もの間、短い時間で食事を摂る早食いの習慣をつけてしまったら、なかなか直すことはできません。つまりこの学校での食習慣が、血糖値を上げやすい体質をつくり、歯周病や糖尿病になりやすい体内環境をつくるきっかけになっていると考えられるのです。

小学校の給食時間については、私も再三、改善を求めてきましたが、一向に改善される気配はありません。ならば、せめて食べる順番を工夫してみてほしいと思います。野菜に含まれる食物繊維やビタミン、ミネラルは糖の吸収を抑える働きがありますので、先に野菜のおかずを食べ、最後にパンやご飯などの炭水化物を食べるよう、ご家庭でも指導してあげてください。

かく言う私も、食事に関する研究で博士号を取った立場にありながら、以前は「食事はお腹を満たせれば十分」と考え、仕事の合間の短時間に、流し込むように食べていた1人でした。しかし約15年前、体調を崩したことをきっかけに改めて食事について考え直し、**①食事は本当にお腹が空いたときだけ、②できるだけゆっくり食べる**、の2つを心がけるようにしたのです。するとわずか半年で、82kgあった体重は適正体重である65kgに戻りました。「食べていないはずなのに太ってしまう」とお悩みのみなさんの中で、1日3食しっかり摂り、早食いをしている人はいませんか。心当たりのある人は、まずはそこから改善してみてください。いかに今まで食べすぎていたか、お気づきになると思います。

日本食のお米が突然、体に悪いと言われるようになった理由

日本では、歯周病の原因となる炭水化物をお米から摂っている人も多いと思います。最近は、糖質制限ダイエットなど、炭水化物を摂らないダイエット法が流行しており、「シュガー・コントロール」をすすめている私にとっても追い風となっています。しかし、なぜ日本人が昔から食べており、健康食とも言われてきたお米が悪者のようになってしまった

のか、疑問に思われている方もいらっしゃることでしょう。

そもそも私たちの先祖は長い歴史の中で、常に食べものがなくお腹が空いているという、いわゆる飢餓状態にさらされていました。そのため私たちの体は、炭水化物を摂るとレプチンというホルモンを分泌し、炭水化物を脂肪に変えて体に蓄えます。今後、しばらくご飯が食べられなくても生きていけるよう、次の飢餓に備えているのです。

しかし東京オリンピック以降、日本人の食事はどんどん西洋化し、高カロリーのものを食べるようになってきました。お米などの炭水化物以外からも、十分なエネルギー源を摂れるようになったのです。それにも拘わらず、従来通り、炭水化物を食べ続けるとどうなるか。炭水化物はどんどん脂肪に変換され、体にたまってしまいます。つまりお米は最初から悪者だったわけではなく、私たちの食生活が変わりすぎたのが原因なのです。

歯周病はメタボリック・シンドロームの一症状

脂肪細胞は、20歳くらいまでは数が増えますが、20歳を過ぎると細胞1つ1つが巨大化し、体に悪い影響を及ぼし始めます。これが今問題となっているメタボリック・シンドロームです。そして、この巨大化した脂肪細胞から、炎症を引き起こす悪玉サイトカインというホルモンが生まれます。これが歯茎から出たのが歯周病なのです。

つまり歯周病は、メタボリック・シンドロームが口の中に表れたものと言っていいでしょう。または、これから病気になる一歩手前の未病の状態とも言えます。歯周病は、初期であれば歯石を取ったり、ブラッシングをすることで治せる場合もあります。しかし重症化した歯周病は、口の中だけでは解決できないことも多く、完全に治すのは難しいと言われています。

ただし、免疫力を上げる免疫療法や食事療法を行えば、治すことはできます。さらに歯科だけでなく、内科的な視点から治療を進める方法もあります。たとえば、体の免疫力を高めたり、基礎代謝を高めることで、脂肪細胞の状態を正常にし、悪玉であるサイトカインの分泌を抑えることができるだけでなく、むしろ糖尿病や動脈硬化を予防すると言われる善玉のアディポネクチン等を分泌させて改善させる方法があります。さらに糖質制限してもらうことで、歯や歯茎に付く歯垢の量を減らすことも大切です。

症例

先日、心臓手術を控えた患者さんが「手術に支障があるので歯周病を治してほしい」と担当医からの紹介状を持って来院されました。そこで治療にとりかかりましたが、かなりひどい状態で、3か月経っても一向によくなりません。しかし手術日は刻一刻と迫ってきます。命がかかっていることなので、悠長なことは言っていられないと、思い切って炭水化物を一切食べないよう指導しました。すると、あっという間に炎症が治まって症状が改善され、無事手術に間に合わせることができました。

よく「歯茎が腫れて噛めないから」とムリしてお粥ややわらかい麺類を食べる人がいますが、これは逆効果です。痛みがあるときは、むしろ食べないほうが歯に歯垢が付きにくく、細菌も増えないので早く治ります。どうしてもお腹が空いて我慢できない場合は、野菜ジュース（ただし生ジュース）を飲むといいでしょう。

多くの方が、お腹を満たせば元気になると思い込んでいるようですが、それは勘違いです。動物を見てください。犬や猫は、体調が悪くなると何も食べなくなるでしょう。つまり痛みがあるときや食欲がないときは、食べないことが一番の治療になるのです。

第7章
本当に怖い砂糖の話

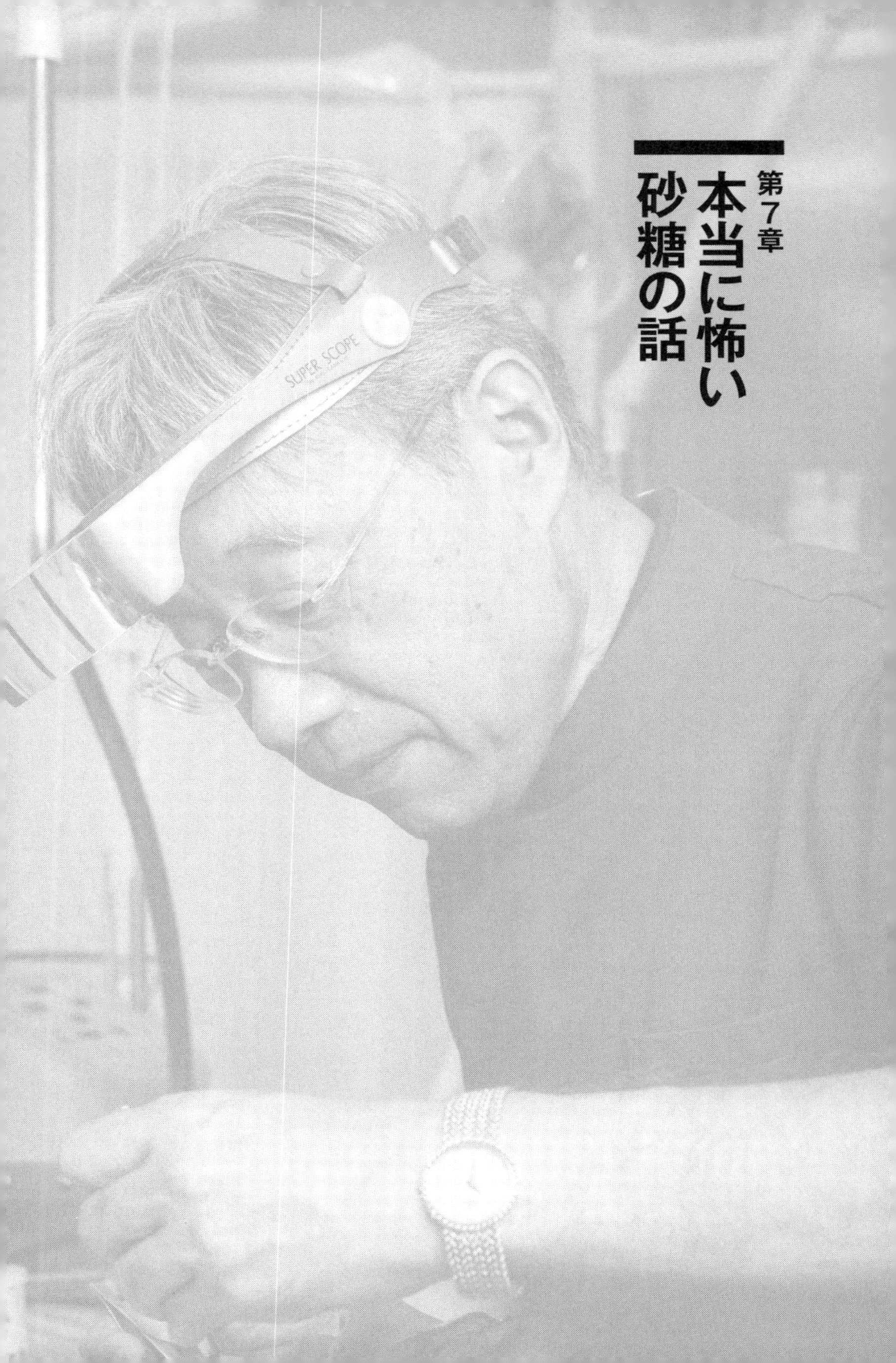

砂糖があなたの健康を損ねる124の理由

ここからは虫歯の最大の要因である砂糖について、考えてみましょう。砂糖は、虫歯や糖尿病のほか、あらゆる生活習慣病を引き起こす肥満の一因であることが分かっています。

しかし同時に、砂糖は「脳にエネルギーを与える」とか、「食べると疲れが取れる」など、いかにも人間が生きていくうえで必要なものであるかのように思われている節があります。しかし、長年シュガー・コントロールを行っている私から見れば、こんなに人の体と脳に悪影響を与えるものはありません。

実際、シュガー・コントロールを行うと、患者さんの体調はたちまちよくなり、虫歯の症状が改善したり、ダイエット効果はもちろん、「生理痛が治った」「アレルギーの症状が軽減した」「子どもの聞き分けがよくなった」など、さまざまな声を耳にします。そうです。砂糖は、私たちの全身をむしばみ続けており、虫歯はそのうちの1つの現象に過ぎないのです。

この砂糖がもたらす悪影響については、アメリカの臨床栄養学博士であるナンシー・アップルトン氏が「124Ways Sugar Ruins Your Health（砂糖があなたの健康を損ねる124

砂糖があなたの健康を損ねる124の理由(抜粋)

01. 砂糖は、ミネラルの吸収阻害を起こす
02. 砂糖は、子どもに活動亢進、不安、集中困難と気難しさを引き起こす
03. 砂糖は、細菌感染(伝染病)に対する防御力を低下させる(免疫力低下)
04. 砂糖は、組織の弾力を損なう。より多くの砂糖を食べるほど
あなたはより多くの弾力と機能を失う(皮膚や筋肉が硬くなる➡老化促進)
05. 砂糖は、視力を弱める
06. 砂糖は、低血糖症を引き起こす➡ボーッとする
07. 砂糖は、早老を引き起こす(老化の原因)
08. 砂糖は、虫歯を引き起こす
09. 砂糖は、肥満の原因
10. 砂糖は、歯周病を導く
11. 砂糖は、関節炎を引き起こす
12. 砂糖は、喘息を引き起こす
13. 砂糖は、多発性硬化症を引き起こす
14. 砂糖は、痔を引き起こす
15. 砂糖は、静脈瘤を引き起こす
16. 砂糖は、骨粗しょう症の一因となる
17. 砂糖は、インスリン感受性を低下させる(インシュリン抵抗性に関与)
18. 砂糖は、成長ホルモンを減少させる
19. 砂糖は、収縮期の血圧を上昇させる(血圧上昇)
20. 砂糖は、子どもに眠気をもたらしヤル気をなくす
21. 砂糖は、食物アレルギーを引き起こす
22. 砂糖は、糖尿病の一因となる
23. 砂糖は、子供の湿疹の一因となる
24. 砂糖は、心血管疾患を引き起こす
25. 砂糖は、白内障を引き起こす
26. 砂糖は、アテローム性動脈硬化症を引き起こす
27. 砂糖は、脂肪肝をつくる
28. 砂糖は、便秘の原因のNo.1である
29. 砂糖は、頭痛(偏頭痛を含む)を引き起こす
30. 砂糖は、学童の学力に悪影響を与え、学習障害を引き起こす
31. 砂糖は、心の落ち込みを引き起こす
32. 砂糖は、消化不良の原因
33. 砂糖は、アルツハイマー病の一因となる
34. 砂糖は、めまいを導く
35. 砂糖は、ガンを発症させる
36. 妊娠中の女性が高砂糖摂取すると早産の危険性が倍になる
37. 砂糖は、PMS(月経前症候群)を悪化させる
38. 砂糖は、副腎の機能低下を引き起す(慢性疲労の原因)

の理由)」というレポートにまとめています。

この中のリストを見る限り、砂糖がもたらすのは、がんをはじめとした病気、老化、肥満、早産、イライラなど、私たちができる限り経験したくないものばかりです。つまり砂糖は、人間が健やかに生きることを妨げる物質なのです。

砂糖が及ぼす影響を重く見たWHO(世界保健機構)は2014年3月、成人が1日に摂取してよい砂糖の上限をこれまでの約50gから約25gに引き下げるべきというガイドライン案を公開しました。25gとはティースプーン6杯分程度で、缶ジュース1本(約350㎖)に砂糖約40gが含まれている炭酸飲料は、それだけで1日分を大幅に上回ることになります。またケチャップやパンなど、栄養成分が表示されていない加工食品にも、多量の砂糖が含まれていることが多く、注意しないとあっという間に摂りすぎてしまいます。

このように砂糖が体に悪いということが、世界中で大きな話題になっているにも拘わらず、この事実が日本ではほとんど報道されず、国民に知られていないのはなぜでしょう。WHOがこのガイドライン案を公開する際、砂糖生産メーカーから圧力がかかる可能性があると語っていたように、日本でも砂糖で利益を得ている関係者から圧力があったのでは、と疑ってしまいます。

シュガー・コントロールで歯も体調も劇的に改善

ここで砂糖の摂取を控える「シュガー・コントロール」をした患者さんの体験談をご紹介しましょう。

症例①

女性患者のTさんは、都内の歯医者で歯の神経を抜かずにセラミックの人工歯を入れることになりました。しかし人工歯を入れる3日前から眠れないほどの激痛に見舞われ、担当医に相談したところ、「これは歯の神経を抜かないとダメだ」と言われたといいます。

最初は神経を抜かなくていいと言われていたため、「約束が違う」と納得できなかったTさんは、「小峰先生が診ても神経を抜かなければならないというならあきらめよう」と思い、私のクリニックに来院されました。

そこで私はドックベストの処置を施しました。すると10分ほどで痛みが取れてきたと言うので、仮歯を戻し、「念のため2週間、砂糖を摂らないでください」とお願いしました。その結果、痛みがぶり返すことはなく、無事に人工歯を入れることができたようです。

その後、Tさんが定期検診で私のクリニックに来院された際、このように言っていました。「あれ以来、ずっと砂糖をやめているのですが、気づいたら生理痛がなくなっていたんです。生理痛も砂糖と関係があったのでしょうか」。

このように「生理痛が軽減した」「便秘が解消された」という声は、シュガー・コントロールを体験した患者さんから多く聞かれる言葉です。砂糖をやめて初めて、砂糖がいかに体に負担をかけていたか、実感する人が多いようです。

続いてご紹介するのは、糖質制限によって歯周病とともに糖尿病を克服された患者さんです。

症例②

都内から来院された67歳の女性の患者さん。歯周病がひどく、一般的な歯周病治療では一向によくならないため、私のクリニックを受診されたのですが、それと同時に重い糖尿病にかかっていました。糖尿病の重症度を判定する数値に、HbA1c（ヘモグロビンエーワンシー）というものがあります。およそ5.4％未満が正常で、6.5％以上から糖尿病と診断されますが、この患者さんはかなり重症で10％を超えていたのです。

そこで眼科医に眼底検査をしていただき、糖質制限をしても失明などの危険がないかを確認してから、歯周病の食事療法を実施しました。すると80kgを超えていた体重が20kgも減り、体形も別人のごとく変わりました。その結果、歯周病が改善したのはもちろん、糖尿病のＨｂＡ１ｃが正常値になり、生活も元気そのものになっていきました。

砂糖は胃腸の機能をストップさせる

砂糖や糖質はなぜ、ここまで体に悪いのでしょう。その答えの1つとなるのが「糖反射」です。東京大学の研究によると、人間は砂糖を摂ると胃と十二指腸の働きが一時的にストップしてしまうことが分かりました。砂糖の量によって止まる時間は異なりますが、多ければ多いほど、長い時間止まってしまうことになります。

ということはもし、食前に砂糖や砂糖を含む食べものを食べたらどうなるでしょう。胃の働きが止まった状態で食べものが次々に送り込まれるわけですから、消化することができず、もちろん胃液も分泌されません。そして、ビタミンやミネラルなど必要な栄養を吸収することができずに消化不良を起こすことになり、体に大きな負担となるのです。

白砂糖の作用は麻薬と同じ

また砂糖が悪影響を及ぼすのは、胃腸だけではありません。砂糖を摂ると、脳ではドーパミンという神経伝達物質が大量に分泌され、快感や多幸感が得られることが分かりました。疲れたときに甘いものを食べると、一瞬疲れが取れるように感じるのは、このためだと考えられます。

このドーパミンは増えすぎると感情の起伏が激しくなり、「怒り」「憎しみ」「恐怖感」というマイナスの感情が次々に沸き上がってきます。その一方で「優しさ」や「思いやり」が減ってしまうので、どんどん自分勝手になっていきます。またドーパミンの過剰な分泌は、精神病の1つである統合性失調症を引き起こすという見解もあり、イギリスのジョン・ワトキンス博士は「この世から白砂糖をなくしたら精神病はすべてなくなる」と断言しているほどです。

恐ろしいことに、この砂糖の効力が切れると人は気持ちが不安定になり、さらに砂糖を食べたくなります。このマイナスの無限ループは、麻薬中毒と同じ症状であり、まさに〝砂糖中毒〟に陥っている状態なのです。最近、ささいなことでキレてしまう子どもが増えていると問題になっていますが、これも砂糖が大いに関係していると考えられます。実際、キレやすい子どもに砂糖を与えるのをやめたところ、穏やかな性格になったというのはよく聞く話です。

以上のことから、読者のみなさんにはぜひ、砂糖を控えていただきたいと願っています。砂糖は、虫歯や歯周病など口の中だけに留まらず、あなたの全身をむしばみ、人生の〝質〟を大きく低下させるものなのです。

すぐ実践できるシュガー・コントロール法

ここで私が患者さんに指導しているシュガー・コントロールについて、一部ご紹介しましょう。主に、糖質の量を制限する方法ですが、重要なのは自分が糖質を何gまで摂取してよいかを知っておくことです。

そのためには、まずご自分の1日あたりの基礎代謝量を把握する必要があります。基礎代謝量とは、運動など特別な努力をしなくても、生きているだけで消費されるエネルギーのことです。

基礎代謝量は、体型や性別、年齢によって異なりますが、体表面積1㎡あたりで発散される1時間ごとの熱量（カロリー）は年齢ごとにだいたい決まっていますので、ご自分の体表面積を求めることで、1日あたりの基礎代謝量が算出できます。

1日あたりの基礎代謝量の計算方法：
体表面積（㎡）×体表面積1㎡あたりの毎時発散熱量（㎉）×24（時間）

体表面積の計算方法：
体表面積（㎡）＝［体重（kg）＋身長（㎝）－60］÷100

たとえば身長170㎝、体重63kg、62歳の男性の場合、
体表面積は、
［体重63（kg）＋身長170（㎝）－60］÷100＝1・73（㎡）
となります。

成人の体表面積1㎡あたりの毎時発散熱量(キロカロリー)

年齢	男	女
18〜20	40.1	35.4
21〜23	39.2	35.2
24〜26	38.4	35.1
27〜29	37.8	35
30〜32	37.4	35
33〜35	37	34.9
36〜39	36.7	34.6
40〜44	36.5	34.3
45〜49	36.3	33.9
50〜54	36	33.4
55〜59	35.4	32.9
60〜64	34.8	32.4
65〜69	34	31.8
70〜74	33.1	31.3
75〜79	31.8	31.1
80〜84	30	31
85〜89	28.5	31
90〜	27.3	31

続いて、年齢ごとの男女別・体表面積1㎡あたりの毎時発散熱量の表を見ていただくと、62歳男性の場合、体表面積1㎡あたり34・8㎉発散することが分かります。従って1日あたりの基礎代謝量は、

1・73（㎡）×34・8（㎉）×24（時間）＝1，445㎉

ということになります。

ここで注意したいのは、1，445㎉すべてを糖質の消費に使えるわけではないということです。**糖質の消費に使えるのは、全基礎代謝量に対して15%が目安ですので、**

1日に摂取できる糖質の量：

1，445（㎉）×0・15＝216・8g

つまり216・8gまでの糖質であれば、1日で燃焼できるという計算になります。このうち砂糖として摂っていいのは、WHOのガイドライン案によると25gですから、炭水

化物などから摂れる糖質量は191・8gです。

と言っても、これは「ご飯を191・8gしか食べられない」ということではありません。あくまで食品の中に含まれる糖質量の話ですので、食品に含まれる糖質量は、糖尿病食に関する本やサイトを参照していただければと思います。一例として、精白米ごはん1膳（150g）あたりの糖質量は55・2gです。ご自分がふだんよく食べている食事の糖質量を覚えておくと、糖質の摂りすぎを防ぐことができるでしょう。

また同じ食事内容でも、食べ方や食べる順番を変えるだけで、血糖値の上がり方が大きく変わってきます。私が推奨している食べ方は、次の通りです。

❶サラダなど野菜から食べ始め、炭水化物は最後に食べる。

この食べる順番については、〝食べ順ダイエット〟としてもよく知られている方法ですが、最初に食物繊維が体内に入るため、糖の吸収がゆるやかになり、血糖値の急上昇が抑えられ、虫歯予防にもつながります。

❷口に食べものを入れたら、いったん箸を置き、30回以上噛むよう心がける。

1度食事を始めたら、次から次に口の中に食べものをかき込んでしまう人も多いと思いますが、早食いは血糖値を急激に上げてしまいます。よく噛んで唾液を混ぜ合わせることで、胃の中に入ったときの消化スピードも早くなり、栄養がきちんと体内に摂り込まれます。

❸食事時間は1時間以上かける。時間がとれないなら無理して食べない。

よく「忙しくて食べる時間がないから」と、仕事の合間に食事をかき込んで食べる人がいますが、そのような食事の摂り方は体に負担をかけるだけです。朝だから、お昼だから、という固定観念にとらわれず、食事の時間がとれないときは、よほど痩せている人でない限り、無理して食べる必要はないのです。「食べないと力が出ない」と思い込んでいる人も多いようですが、1食や2食抜いても体にたまっている脂肪を燃焼してエネルギーに変えてくれるだけなので、心配いりません。

❹1人では食事をせず、2人以上で楽しく会話をしながら食べる。

早食いの一因に、1人で食べる〝個食〟があります。1人で食べるのは楽しくありませんから、つい食べることだけに専念してしまい、あっという間に食べてしまうのです。ですから食事を摂るときは２人以上、できるだけ大人数で楽しみながら摂ることをおすすめします。

砂糖を控えるだけで若返り、美白効果が！

シュガー・コントロールによるダイエットは、アンチエイジング、つまり〝若返り〟にも大いに関係があります。私のクリニックでは、歯周病の治療から派生して、糖尿病やアンチエイジング相談も行っており、先日このような患者さんが来院されました。

症例❶

アンチエイジングの相談で来院の33歳女性。美肌とダイエットを希望されておりましたので、美肌については砂糖を摂らないこと、そしてオメガ３脂肪酸を摂っていただくよう栄養指導しました。オメガ３脂肪酸は、コレステロールや中性脂肪を減らしたり、代謝を促すとして今、注目されている不飽和脂肪酸で、肌がしっとりしたり、抗炎症作用、お通じの改善などが期待できます。またダイエットのため、食事は1日1食、さらに糖質制限も行いました。中でも時間をかけて食事を摂っていただいたのが、功を奏したようです。

砂糖を摂らないことは、甘いものが好きな彼女にとって最初は大変だったようですが、代わりにくだものを摂っていただくことで、何とかクリアすることができました。オメガ3脂肪酸は、今話題の亜麻仁油やエゴマ油から手軽に摂ることができますが、早い段階から美肌効果が実感できたようで、若々しく元気になられました。

ところでダイエットというと、痩せることだと思われがちですが、本来は病気の治療や健康管理のための食事療法のこと。つまり痩せることだけでなく、健康的に太ることも〝ダイエット〟というのです。そして世の中には、太りたいと思われている方も結構おられます。実際、私のクリニックにも痩せるダイエットではなく、太るダイエットを希望して来院する方もおられました。実は、痩せさせることは理論的には簡単ですが、太らせるのは非常に難しいことなのです。

症例❷

60歳代の女性。昔から太るのが夢だったそうで、食事指導を希望して来院されました。そこで、まず肉類や脂類の食事指導をしましたが、まったく変化がないばかりか、むしろさらに痩せてしまいました。そこで、炭水化物をたくさん食べていただきましたが、やはり効果はありません。

そこで今度は、痩せるダイエットと同じく、よく噛んで時間をかけてものを食べるなどの食生活を試していただきました。すると少しずつですが、体重が増えてきたのです。このときの患者さんの喜びようは今でも忘れられません。結果的に、適正体重にまで体重を増やすことができました。

余談ですが、太るダイエットの試みで気づいたことがあります。それは、肉類や脂類を多く食べると、体臭が強くなるということです。実は肉に含まれるたんぱく質は、腸の中で分解するとき、インドールやスカトール、フェノールなど、発がん性の強い物質を発生させるとともに、臭いの原因となる硫化水素、アンモニア、大腸がんの原因となるアミンなどの腐敗毒素を発生させます。そしてこれらの毒素が血液中に吸収され、息や汗とともに出てくることで、口臭や体臭の原因となるのです。

それだけではありません。肉を多く食べると、顔も脂ぎってテカテカになり、便が異常に臭く、真っ黒になります。世の中には、疲れを取るため、スタミナをつけるためと言って肉を食べる人がいますが、これは逆効果で、かえって疲れやすくなることが分かっています。というのも肉は食べてからアミノ酸に分解されるまでに、大量のエネルギーを消費してしまうからです。もし疲れがたまったな、と思ったら、肉ではなく野菜を中心に食べることをおすすめします。

ちなみに私は約20年前から、野菜中心の食生活を続けていますので、患者さんの体臭に敏感です。特に午後の診療時、お昼にどのようなものを食べたかが体臭で分かってしまうほど、食べものと体臭には大きな関係があります。実際に、食生活を改善したことで、体臭が消えた、あるいは変化したと実感されている患者さんも多いようです。

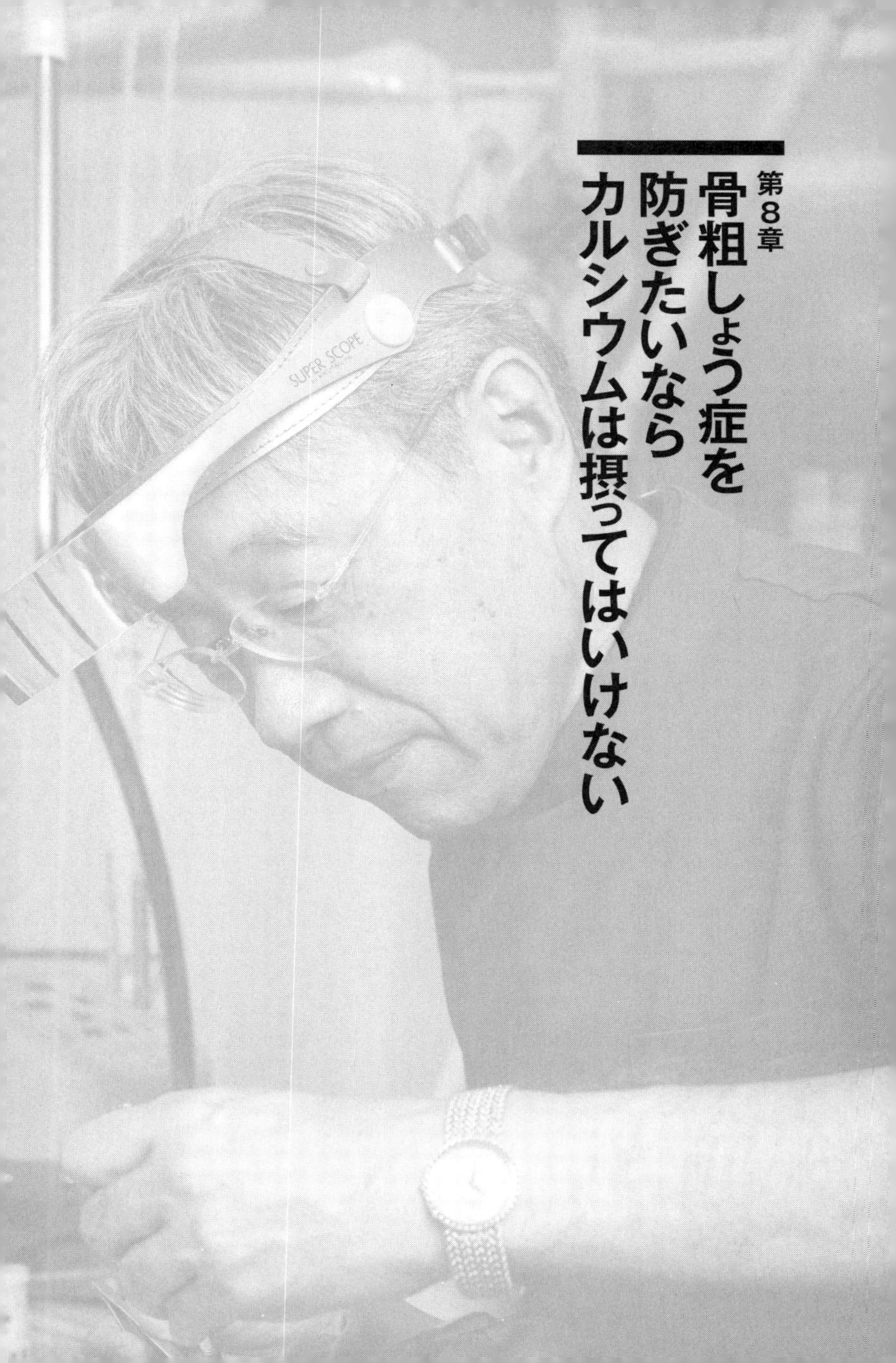

第8章 骨粗しょう症を防ぎたいならカルシウムは摂ってはいけない

カルシウムの摂りすぎが歯周病や骨粗しょう症を引き起こす

虫歯と歯周病が起こる原因には、カルシウムも大きく関わっていることが最近の研究で分かってきました。みなさんもカルシウムが、歯や骨を強く丈夫にすることはご存じだと思います。しかし実はそれだけでなく、心臓や腸をリズミカルに動かしたり、筋肉を運動させるなど、人間の活動はカルシウムに大きく依存しているのです。

ただし人間に必要なカルシウム量は通常10〜10・7mg／dℓと決まっており、これより多すぎても少なすぎても、歯に悪い影響をもたらします。具体的には、12mg／dℓ以上と多量の場合は歯周病に、8.8mg／dℓ以下と少量の場合は虫歯になるリスクが高まることが分かっています。

歯とカルシウムについて説明する前に、まずは多くのご年配の女性が悩む、骨粗しょう症について考えてみましょう。女性は閉経後、女性ホルモンの一種であるエストロゲンが減少します。このエストロゲンは、もともと骨からカルシウムが溶け出すのを抑える役割を果たしていましたが、減ってしまうと急激に骨密度が低下し、骨粗しょう症になりやすくなってしまいます。

その対策として、日本ではカルシウムを多く含む食べものを積極的に食べるよう指導されますが、これはあまりおすすめできません。というのも、カルシウムを多く摂れば摂るほど、骨折したり骨粗しょう症になるリスクが高まることが、近年の研究で分かってきたからです。実際、世界一の牛乳消費国、ノルウェーの骨折発生率が日本の約5倍というデータについて、諸説はあるものの完全に無視することはできません。

なぜカルシウムの摂りすぎが骨を弱くするのか？

なぜカルシウムを摂れば摂るほど、骨が弱くなるのでしょうか。カルシウムは体内に入ると、まず血液中を流れます。血液中のカルシウム濃度は常に一定に保たれる働きがあるため、余った分は細胞へと送られます。すると細胞内にどんどんカルシウムがたまるのに自分の力で細胞の外に出る力がないため、排出されず「カルシウムはあるのに、カルシウム不足」という奇妙な現象が起こってしまうのです。そして足りない分は骨から溶け出すため、結果として骨がもろくなってしまいます。

細胞の中のカルシウムが増えすぎると、今度は細胞内の濃度のバランスをとるため、水分も取り込み始めます。すると細胞はどんどん膨れ上がり、あるときパチンと弾けてしまうのです。するとカルシウム同士が結び付き、結晶化した状態で体中のさまざまな臓器に蓄積します。そのカルシウムが蓄積した場所によって、腎臓や胆のうにたまれば腎臓結石や胆石に、脳にたまればアルツハイマーに、筋肉にたまれば肩こりや腰痛の原因になるのです。

血管疾患の原因はコレステロールよりカルシウム

さらに結晶化したカルシウムは血液中に流れ出し、ドロドロとした状態で血管の壁にこびり付いて血管を狭くします。これを「粥状《じょくじょう》アテローム」と呼んでいます。「血管の壁にこびり付いているあれって、コレステロールが固まったものではないの?」と思われた方も多いと思いますが、実は違います。あのドロドロの正体は、95%がカルシウムで、コレステロールはわずか5%に過ぎません。

次にみなさんが疑問に思われるのは、「あのドロドロがコレステロールではないとした

粥状アテローム（血管の断面図）

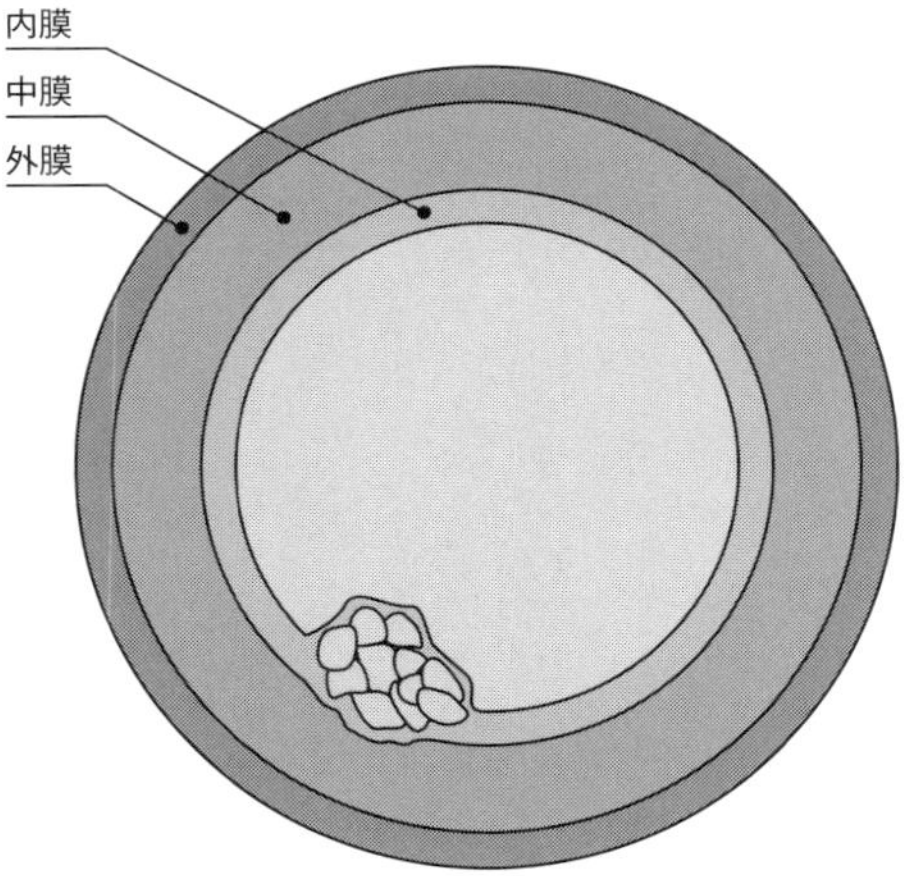

左下にたまっているのが粥状アテローム。その成分の95%がカルシウムで、コレステロールはたった0.5%しかない

ら、コレステロール値は高くても問題ないの？」ということだと思いますが、その通りです。というのも年を重ねるにつれ、コレステロール値が上がってくるのは、体の機能を保つために必要なことだからです。コレステロールは、まずＤＨＥＡｓ（デヒドロエピアンドロステロンサルフェート）という中間生成物質をつくり、次にステロイドホルモン、さらには性ホルモンをつくる原材料になります。つまり女性が閉経後、コレステロール値が急激に上がるのは、大幅に減ってしまった女性ホルモンをつくるためです。

このようにコレステロールには大切な働きがあるので、薬などを使って安易に下げてはいけません。むしろコレステロール値が高いほうが長生きする傾向にあることから、前述のＤＨＥＡｓは長生きできる指標として「長寿マーカー」と呼ばれているほどです。ちなみに長寿で知られた双子のおばあちゃん、きんさん・ぎんさん姉妹もコレステロールが高かったそうですが、動脈硬化を起こすことなく、最後まで血管が非常にしなやかであったことが分かっています。

骨の強化に欠かせないマグネシウム

細胞内にたまったカルシウムを押し出すには、ある栄養素が必要となります。それはマグネシウムです。カルシウムは自分の力で細胞の外に出ることはできませんが、マグネシウムにはその力があるため、自分が細胞から出るときにカルシウムを一緒に押し出すポンプの働きをしてくれます。するとカルシウムが体内を巡ることができるようになるため、カルシウム不足の状態を回避することができるのです。

実際、海外の文献には「30歳まではカルシウムを摂り、30歳を過ぎたらマグネシウムを摂るように」と書かれているものもあります。このカルシウムが滞りなく循環するようになれば、カルシウム濃度を薄めるために細胞内にため込んでいた水分も放出されるため、5～6％分の体重が落ちると言われています。マグネシウムは海藻類に多く含まれていますので、私たち日本人は日常の食事の中で、簡単に摂ることができます。毎日の食事にワカメやヒジキ、メカブなどをプラスするだけでいいのです。それが難しいときは、海苔を添えるだけでもいいでしょう。また岩塩などの天然塩にもマグネシウムが含まれているものがありますので、塩を購入する際は、成分表を確認してみてください。

ところでカルシウムとマグネシウムについては、こんな興味深い話があります。ある漁師町では親から娘に、「煮干しで出汁を取ると顔がシワだらけになるから、鰹節や昆布で出汁を取りなさい」と伝えられているというのです。

なぜこのような違いが出るのか。煮干しはゆでてから干すため、湯水にマグネシウムなどの栄養素は抜け出してしまい、骨と皮のカルシウムだけが残っています。しかし鰹節は鰹を蒸してから干すため、マグネシウムなどの栄養素も残っています。昆布も同様です。つまりシワというのは、肌がカルシウムによって石灰化して硬くなった状態、と言うこともできるのです。

そういうわけで、骨粗しょう症で悩んでいる人は、今日から薬やカルシウムを摂るのをやめ、ぜひマグネシウムを摂るようにしてください。

さて、話を虫歯と歯周病に戻します。ご存じのように、歯はカルシウムでできていますので、カルシウムが足りないと歯がもろくなり、虫歯で溶けた歯を再石灰化することができず、虫歯が進んでしまいます。逆にカルシウムの量が多すぎると口の中にたまり始め、歯に付いた歯垢や歯周病菌の死骸を石灰化して、歯石をつくり出します。このような状態で、さらにカルシウムを摂ってしまうと、先ほど述べたように骨からカルシウムが溶け出します。その際、体の骨格の骨より先に、顎の骨からカルシウムが溶け出し始めるため、歯を支えている歯槽骨が弱くなり、歯がグラグラになってしまうのです。これも歯周病になる1つの要因です。

結論として、虫歯予防のために必要なのは、シュガー・コントロールとカルシウム、そして歯周病予防には糖質制限と適度なカルシウム（摂りすぎないこと）、とマグネシウムが有効であると考えています。

第9章
医科歯科連携で、医療の質のさらなる向上を目指す

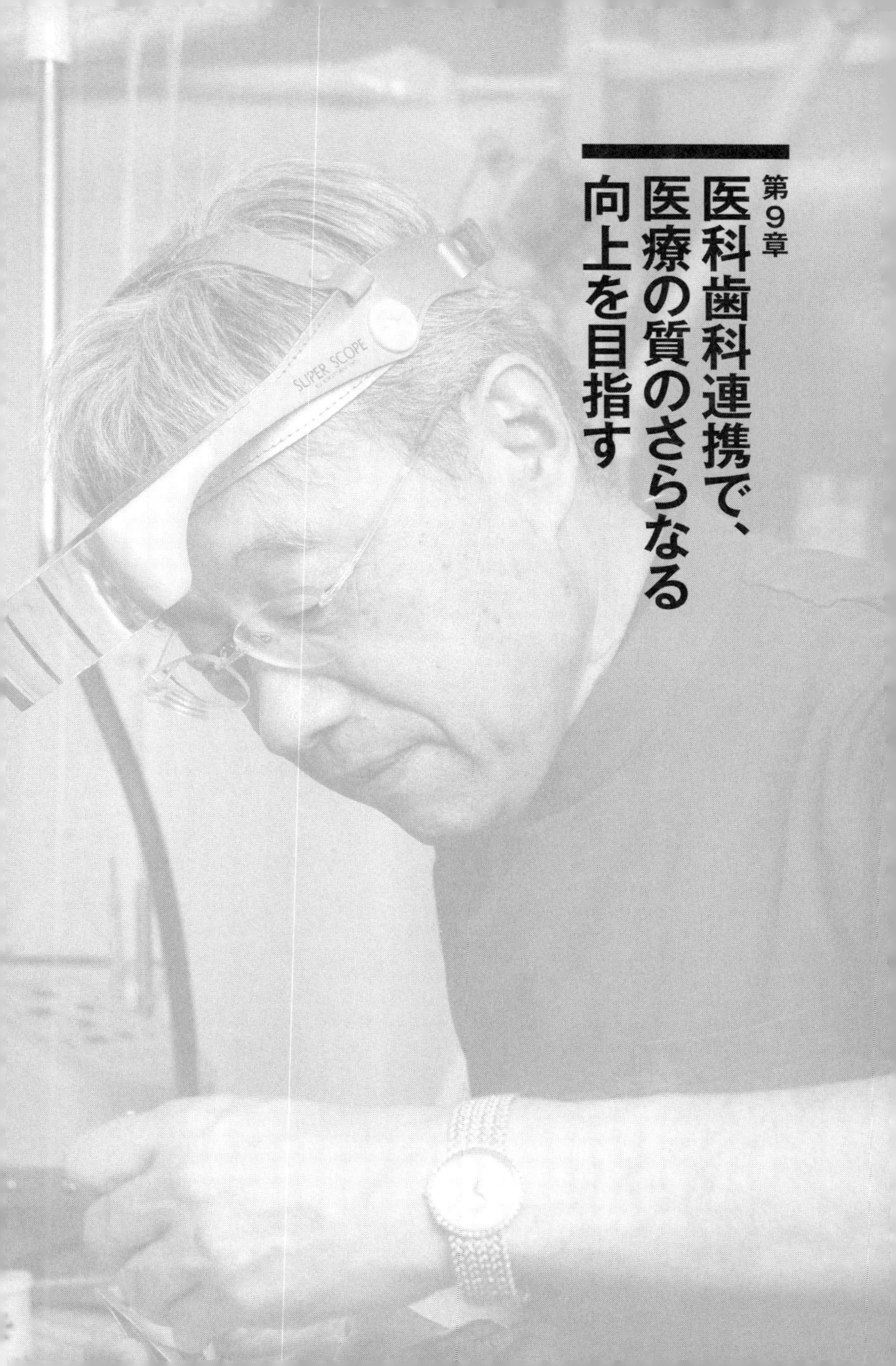

医科・歯科共通の問題点

ここまでお読みいただいて、お気づきになったと思いますが、歯科界の常識は刻一刻と変わっています。そして口と体はつながっているように、歯科医や他科の医師は、それぞれが連携することで、治療により効果的な成果が上げられるのです。

しかし現在の医療システムは縦割りのため、なかなかスムーズに連携することができません。そのため私は独自のネットワークをつくり、医科歯科連携のための知識の普及を目的としたインターネット勉強会「小峰一雄塾」を主宰しています。そして以前、当塾主催で、友人の内科医・宮澤賢史先生を招いたシンポジウムを開催し、先に述べた「虫歯が自然に治るという事実は隠された」という論文を公開したところ、宮澤先生は「医科の世界でも、まったく同じことが起こっています」とおっしゃっていました。

先生は、病気は本来、加齢、ストレス、栄養の過不足、運動不足で起こるもので、先生自身もこの世の中に自然に治らない病気はないというスタンスで医療に携わっています。しかし医科界全体では、そのような事実を研究することなく、目をつぶっているというのです。その理由を聞くと、やはり患者さんの病気が自然に治ってしまっては、製薬会社や医療機器メーカーの利益につながらない、というものでした。利益につながるものとは、必要のない検査、必要のない薬、増え続ける病名……。挙げ始めたらきりがありません。

そもそもこれだけ医療が進歩してきたのに、それに比例するように病人が増えていくのは、どういうことでしょうか。結局、患者が増えれば医療企業が利益を生む仕組みがあり、年々エスカレートしているように思えてなりません。このままでは、国民のほとんどが病人にされ、医療費で財政破綻する日もそう遠くないかもしれません。

この事実は非常に憂慮すべきことですが、私たち歯科医だけではなく、内科医も同様の危機感を抱いていることを知り、大きな勇気をいただきました。そして、これを機に、歯科医だけでなく、同じ思いを持つ内科医をはじめ他科の医師たちが結束し、予防医学を中心とした新しい医療システムを実現しようと、活動を始めています。この結束こそ、医科と歯科が連携していく仕組みをつくる大きな第一歩となるでしょう。

利権が見え隠れする医療保険制度の改革を

医療業界で新しいことを始めようとするとき、必ず突き当たるのが、現代の医療システムという大きな壁です。現実に則しておらず、ときに巨大な利権が見え隠れする医療システムは、根本から変えていかなければなりません。

私は全国各地で講演をさせていただいていますが、ある場所で「歯医者に行けば行くほど、歯が悪くなる」という話をしました。すると講演後、1人の内科医がやって来て、「実は内科医も同じことを感じています。私たちも患者さんの病状を悪化させているだけだと感じることがあるんです」と同意してくれたことがありました。

日本の保険制度では「予防」は保険適用外ですが、これは非常に不可解な話です。一方で医療費抑制を推進しながら、一方で病人を減らすことは考えていない、むしろ増やしているのはどういうことか。製薬会社や医療機器メーカーのための医療保険制度としか思えません。

症例

重度の糖尿病をわずらっている患者さん。大量の薬を飲んでいましたが、私のクリニックで歯周病の改善のための食事指導を行ったところ、歯周病とともに糖尿病も見る見る改善していきました。そして、血糖値がついに正常値になったとき、糖尿病のかかりつけ医に「こんなに痩せては健康によくない。すぐに元の食事に戻しなさい」と指示されたといいます。その結果、患者さんの糖尿病は再発してしまいました。

おかしいと言えば、交通事故の治療や最先端医療など、肝心なところで保険が適用されないのもおかしな話です。現代医療には、感染症に対する医療や、体を大きく切ることのない内視鏡などの手術、救急医療など、数々の素晴らしい治療法がありますが、これらの多くは保険適用外です。

その一方で、予防をしっかり行っていれば病気になることのない生活習慣病は保険適用になるとは、非常に理解しにくいことです。不摂生で病気になった場合こそ、勉強代として高額医療費を払ってもらい、不可抗力でかかってしまった病気が保険適用になるべきではないでしょうか。

歯の残存数が多いほど医療費が少ないという事実

歯の病気と全身の病気の関連を示すデータとして、このようなものがあります。歯の残存本数が20本以上の方の年間平均医療費が36～37万円であるのに対し、10本以下の方はなんと47～54万円！　つまり失われた歯が少ない方は、健康な方が多く、失われた歯が多い方は体の病気を抱えている確率も高いということです。

海外では、難病の多くが歯の病気と関連があるという考えのもと、診察や治療が進められています。しかし日本では、いまだ医科と歯科の連携がほとんどなく、歯の病気の原因が内科の病気にあったとしても、それらを関連づけることが難しい状況にあります。

先日も、私の患者さんの症状に内科的に気になる点があったため、担当内科医に私の診断内容を記載した診療情報提供書を送りましたが、まったく理解していただけず、大変歯がゆい思いをしました。しかしこのままでは、いつまで経っても病気は増え続け、根本的な解決には至ることができません。医師は目の前に見えていることだけでなく、あらゆる医療の知識と経験を持って、口の中から全身、そして全身から口の中を見ていかなければ、

歯の残存本数と1人あたり総医療費の相関図

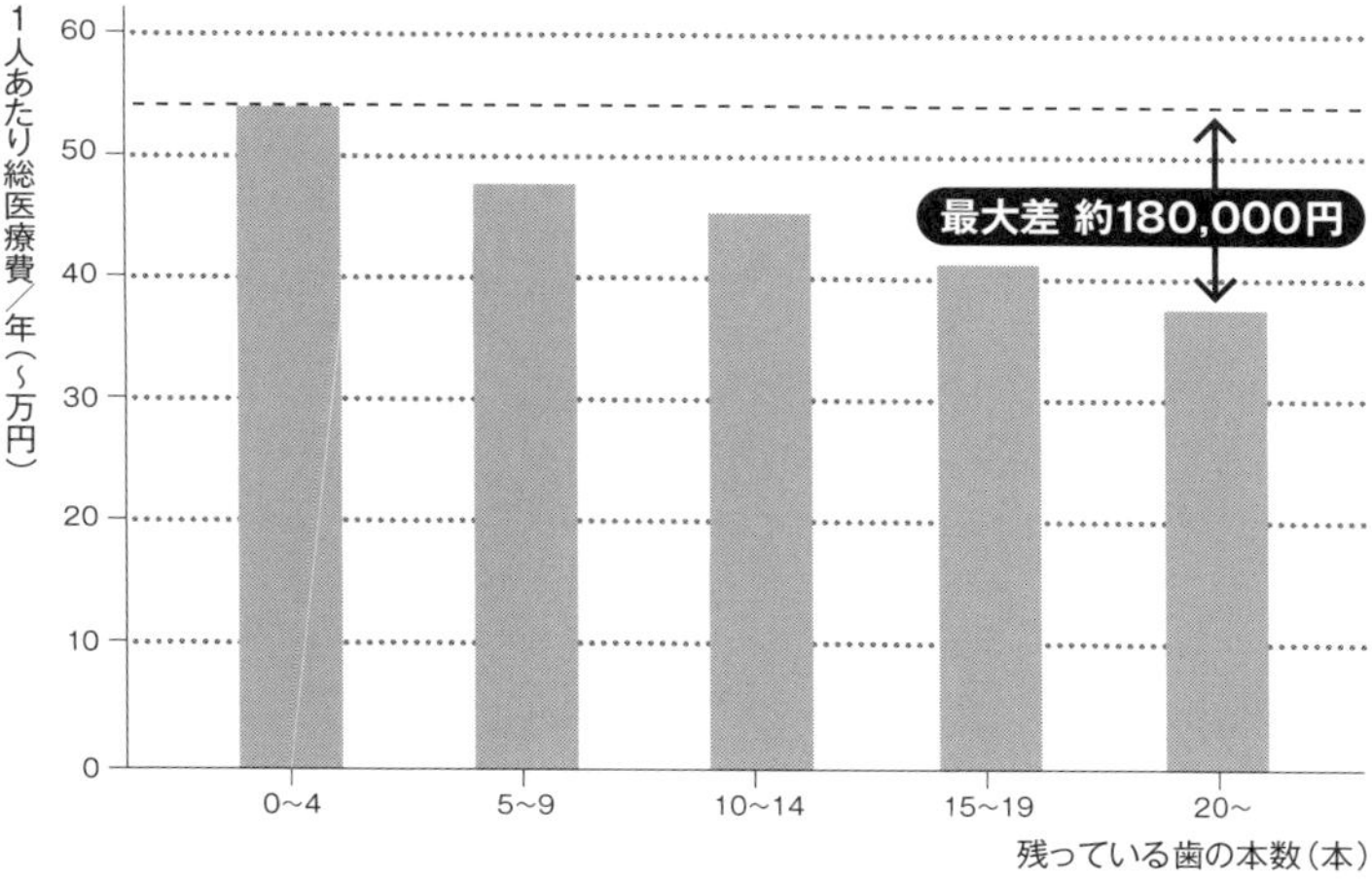

抜歯や抜髄（神経を抜くこと）などで、歯を失った人ほど病気になりやすくなっている。歯が4本以下の人と、20本以上残っている人の年間総医療費の差額は、最大でなんと約18万円！（香川県歯科医師会「平成22年度香川県歯の健康と医療費に関する実態調査」より）

患者さんを病気から真に救うことはできないのです。

症例

Iさん、45歳女性です。右側上あごの原因不明の痛みで来院されました。しかしレントゲンで見たところ、特に異常がありません。もちろん診察でも何も見つかりません。そこで過去の全身および歯科既往歴（過去の病歴）を調べたところ、胆石をわずらっているとのことでしたので、メタトロン・ネオという検査機で検査すると、なんと胆嚢炎を起こしておりました。

このように内科からくる病気が、口の中に何らかの症状を引き起こすこともあるのです。ちなみに今年1年間で同様の症状が出た方は2人おられました。

この症例は、歯科疾患が大病の前の〝未病〟の状態である、ということを顕著に物語っています。学生時代に、アメリカ人留学生から聞いた「Priority to dentistry（大病の前に歯科疾患が起こる）」という言葉は、まさにこのことを言っていたのでしょう。

歯科医科の垣根のない、新しい医療を目指して

このように、歯の病気と体の病気は深い関係にあるにも拘わらず、残念ながら日本の医科と歯科の連携はほとんどなく、むしろお互い垣根をつくっているような状況にあります。しかしこれからの医療は、垣根を取り払っていかなければなりません。そして、本当に患者さんの利益となる新しい時代の医療体制を築いていくべきです。

ここからは、私の考える医科と歯科の理想的な連携について述べたいと思います。

●一般内科との連携

歯科は、特に内科との連携が重要だと考えています。前に述べたように、虫歯は糖尿病の予備軍ですが、一番の治療は栄養管理と食事療法です。そして食事指導は、実はわれわれ歯科医の得意分野であり、患者さんがどのような食事を摂っているか、あるいはどのような食事なら食べられるか、口を見ればすぐに分かります。私は長年にわたり、患者さんの健康相談と食事のアドバイスをしてきていますが、食生活の改善は歯の病気のみならず、さまざまな体の病気を改善するベストな方法と確信しています。

たとえば、入れ歯の方は噛みにくいものがあるため、食事内容が偏る傾向にありますし、歯周病の患者さんも歯周病の場所によって、食べられるものが限られてきます。健康な歯であっても、噛みグセや歯並びによって食べにくいものが多々あります。噛む回数や効率によっては、栄養素の吸収にも差が出てくるでしょう。

そこで、歯科医と内科医が連携し、患者さんの栄養状態と臓器との関連を話し合ったうえで、歯科医が噛み合わせに合った食事指導を行えば、患者さんの健康状態の改善に大きく貢献できると考えられます。食事療法は、薬やサプリメントを使用するより自然で安心な治療法です。内科医が処方する薬は、さまざまな副作用を起こします。特に歯の病気を引き起こしたり、悪化させる原因にもなっていますので、私は日頃から、患者さんには飲んでいる薬を持って来てもらい、副作用を調べてお伝えするようにしています。

第3章でも少しふれましたが私は以前、歯周病患者に薬の服用者が多いことに気づき、どの薬が多いのか調査をしたことがありました。その結果、1位が精神病の治療に使われる向精神薬（精神科治療の薬）、2位がステロイドホルモン剤、3位が血圧を下げる降圧剤でした。これらの共通点は、副作用に「口渇」(口が渇く)がある点です。そこで私はさまざまな薬の作用・副作用や、薬と病気の関係について研究を重ね、これらの副作用が歯周病を引き起こしている可能性が高いという結論を学会で発表させていただきました。薬を飲むと唾液が出にくくなるのは、薬は本来、体に必要な栄養素ではないため、口の渇きによって大量の水を飲ませ、体から自然に追い出すための作用が働いているからだと考えられます。

症例❶

歯周病の治療で来院していたある患者さん。日に日に状態が悪化していったため、飲んでいる薬を調べたところ、なんと3か所のクリニックから、別名の同じ薬が処方されていました。そこで、それぞれのクリニックの医師に薬を全部見せるよう伝えた結果、薬は1種類になり、歯周病もどんどん改善していきました。

この他にも併用してはいけない薬が処方されていた患者さんがいたため、処方した薬剤師に問い合わせたことがあります。するとその薬剤師は「医師が医学的見地から処方しただけです」と言い、検討を拒否したのです。これを聞いて、私はこの薬剤師の存在意義はない！と思いました。ただ医師が指示した薬を、何の疑問も持たずにそのまま用意するだけなら、誰だってできることです。保険診療のため1人の患者さんに時間をかける余裕がないのかもしれませんが、薬は一歩間違えると非常に危険なものです。諸外国のように医師と薬剤師が同レベルの権限を持ち、本来薬剤師が行うべき職務がまっとうできるよう変革していただきいと願っています。

症例❷

この患者さんは、口の中に多くの口内炎を抱えていました。体調がとても悪く、歯周病も急激に悪化していったため、飲んでいる薬について尋ねると、なんと18種類もの薬が処方されていました。そのため免疫力がかなり低下しており、このままでは死んでしまうか、少なくともがんになってしまうと思いましたので、担当医に薬を減らすよう相談してもらったところ、結果的に半分まで減らすことができ、その後約1年で元の体調に戻ることができました。

薬は本来、1人の患者さんに対し最大4種類までしか処方してはいけないルールがあります。実際、ある国立大学医学部の教授の論文にも「4種類までの薬剤処方は治癒する傾向にあるが、5種類以上の処方はむしろ悪化する傾向にある」と書かれています。それではなぜ5種類以上の薬剤を処方する医師がいるのか。実態調査を行ったところ、それらの医師は10年以上研究論文を発表していないなど、薬に関する勉強を怠っている医師であることが分かりました。

みなさんも、もし5種類以上薬剤を処方されたら、その医師の資質を疑ってください。そしてこのような不勉強な医師によって薬漬けに陥らないよう歯科医や薬剤師に相談し、ダブルチェックを受けていただきたいと思います。

●眼科との連携

虫歯の主な原因は砂糖の摂りすぎですから、虫歯の治療や予防には、砂糖の量を制限するシュガー・コントロールが重要となってきます。この制限は、糖尿病になる前の予備軍の人であれば問題ありませんが、重い糖尿病を抱えていて眼底出血を起こしている場合、失明に至らせてしまう可能性があります。

そこで、すでに糖尿病を発症している患者さんにシュガー・コントロールをする場合は、眼科医と連携をとって定期的に眼底検査をする必要があります。眼科医の中には、歯科医が虫歯の治療や予防のために糖質制限をすすめていることを知らない人も多いので、広く発信していかなければなりません。

●がん診療科との連携

私の友人に、抗がん剤を使用しないがん治療専門医がいます。彼は、「がんが治ると歯周病が改善する」という事実を経験的に知っていたため、私は彼とともに、免疫細胞と歯周病の関係について共同研究したことがあります。すると予想通り、免疫力が低下すると歯周病が発生し、さらに低下するとがんになりやすくなるという結果が得られました。

さらに免疫力の高い人と低い人の口の中の細菌数をそれぞれ計測したところ、免疫力の高い人に比べて低い人の細菌数は驚くほどの数でした。一方、歯周病の患者さんの細菌数も非常に多いことから、がん治療に対しても、歯科医が何らかの貢献ができるであろうと考えられます。

ちなみに口の中の細菌量の検査は、「POIC Water（ポイック・ウォーター）」を使用して行います。これは口の中の菌と反応し、塩素イオンを出す性質があるため、菌が多いと塩素イオンが増えて酸性を示すというものです。具体的には、一定量を口に含んで約30秒間うがいしていただき、吐き出したもののpH値を測定します。その値がpH5～6であれば、口の菌量はかなり多く、pH7～8であれば少ないということになります。

●リューマチ科・膠原《こうげん》病科との連携

かつて私の友人の内科医が「リューマチや膠原病の患者さんで、歯の治療を受けていない患者さんを見たことがない」と言っていましたが、中でも歯の根っこの治療を行っていて、再治療が必要な状態にある患者さんが多いことに気づいています。

そのような患者さんは、リューマチ・膠原病の治療と同時に、歯科医が根っこの再治療を試みてほしいと考えています。実際、この再治療によりリューマチが治ったという患者さんが何人もいますので、その因果関係は極めて高いと考えています。今後は、歯の根っこの治療にもドックベスト療法を取り入れ、象牙細管内を無菌化して歯性病巣感染の予防と治療に貢献したいと願っています。

●耳鼻科・咽喉科との連携

私は10年以上前から、歯科クリニックの診療に、耳鼻科用の聴覚診断器を導入しています。きっかけは入れ歯を入れている患者さんに難聴の方が多いことに気づいたからですが、その後の研究から、難聴と入れ歯の噛み合わせには、何らかの関係性があることが分かってきました。つまり噛み合わせが合っていない患者さんに、難聴の人が多いということです。

噛み合わせが悪くなる原因は、人工歯がすり減って低くなったり、最初から低く設定されていたなどさまざまです。実は私も臨床研修中、入れ歯の噛み合わせは低めに設定するよう指導されていました。そのほうが、患者さんが入れ歯に違和感を感じにくく、早く慣れてくれるからだといいます。

しかし、この聴覚診断器を導入してみたところ、噛み合わせが低い方は難聴傾向にあることが分かりました。多くの研究者も「前歯の噛み合せが悪いと高い音が聞こえにくく、奥歯の噛み合わせが悪いと低い音が聞こえにくくなる」と言っているように、噛み合わせと聴力は密接な関連があります。さらに近年、高齢者の嚥下《えんげ》機能（食べものを飲み込む力）の低下が大きな問題になっていますが、口と喉はつながっており、動きも連動していますので、耳鼻科・咽喉科と歯科が連携することが重要だと考えています。

●精神科・心療内科との連携

歯医者には、うつ病などの精神病をわずらっている患者さんもよく来院します。先に述べたように、向精神薬（精神科治療の薬）の副作用で唾液が出なくなるため、虫歯や歯周病を発症しやすくなるからでしょう。さらに砂糖を含む甘いものが食べたくなるという人が多く、虫歯を多く抱えている人も目立ちます。この問題も、歯科と精神科・心療内科が連携することで、虫歯あるいは歯周病の予防につながると考えています。

症例1

63歳女性の患者、Oさん。3年前から歯周病治療で来院されています。歯周病管理のためのブラッシングもお上手で、食事指導もかなり厳格に守ってくれたため、一時は進行もストップしたのですが、半年前から再び進行し始めてしまったのです。そこでOさんの生活環境についてカウンセリングを行ったところ、ある事実が分かりました。実はOさんは、家庭内の人間関係に悩みを抱えており、向精神薬を飲んでいたのです。こればかりは、歯科医の私にはどうすることもできません。ストレスによって歯周病が発生するケースも多く見られ、一般的な歯科治療だけではなく、心理カウンセラーなどの協力が必要となってくるのです。

症例❷

ある女性の患者さん。まだ若いのに虫歯で歯はボロボロになっており、頻繁に痛みを訴えて来院されていました。そこで、まずは砂糖をやめていただこうとシュガー・コントロールを提案したところ、甘いものを食べることが唯一の癒しだったと泣き始めたのです。その後、彼女は次第に心を開いてくれるようになり、あるときご自身がうつ病で治療を受けているということを告白してくれました。

そこで飲んでいる薬を見せてもらったところ、買い物袋いっぱいの薬を持ち歩いていました。薬の量があまりに多かったので、かかりつけの心療内科医に、薬を減らしていただくよう手紙を書きました。しかし薬は一向に減る気配もありません。そのうえ彼女はご家族に反対され、来院されなくなってしまったのです。その後彼女が若くして亡くなられたと風の便りで聞き、大変ショックを受けました。もし心療内科医と連携がとれていれば、命まで失うことはなかったのではないか。そう思うと悔しい気持ちでいっぱいになります。

向精神薬などの断薬を希望して私のクリニックに来院する患者さんの多くは、精神科や心療内科ではなく、内科医からの紹介で来院されます。精神疾患の患者は、食生活が大きく乱れているため、私たちが食事指導を行うとかなり症状が安定するからです。

精神疾患と栄養不足に関する論文は多く存在しますが、特にトリプトファン（アミノ酸）、ビタミンB群、ビタミンC、鉄が不足すると、脳内ホルモンのセロトニンやドーパミンをつくることができません。その結果、やる気が出なくなり、自分は不幸だと思うようになってしまうようです。これらのことも考慮しながら食事指導を行った結果、薬をやめることができるようになれば、虫歯や歯周病も改善していく傾向にあります。

歯科と医科の連携は難病患者に明るい未来を提供する

歯科と医科が連携していく第一歩として、まずは私のような街の歯医者と街の内科医が協力し合うことを期待しています。現状では、内科医による薬剤処方がまだ多いようですが、生活習慣病治療については、われわれ歯科医が実践している虫歯や歯周病予防のための食事指導が効果的です。その結果、薬剤の服用が必要なくなれば、医療費が抑えられ、社会全体にも貢献できるでしょう。

これらの連携により、特にリューマチや膠原病などの難治疾患と歯性病巣感染（歯が原因の全身の病気）の関連がより明らかになり、まだ解明されていないさまざまな疾患の治療に新しい光を見出すことができるかもしれません。逆に、歯科疾患の改善が早まることも期待でき、お互いのメリットは計り知れないものがあります。

医科で解決できなかった症状を私のクリニックで解決できたケースもあります。その一例をご紹介しましょう。

症例

ある小児がん患者は、診察当時は症状が落ち着いている緩解状態でしたが、メスを入れるような観血的手術ができない状態にありました。そのうえさらに口の中は、歯ブラシを当てただけで出血してしまうほどひどい歯肉炎を起こしていたのです。通常なら、抗生物質で対処しますが、小児に連続して与えてしまうと免疫力を低下させてしまいます。そこで担当医から、何とか歯肉の炎症を抑えることができないかと相談されたのです。

虫歯もあったため、まずはドックベスト療法と食事療法で治療を開始しました。好き嫌いも多く苦労しましたが、歯肉炎を起こさない食べものを摂ることなどの指導をさせていただくことで、歯肉炎の症状は徐々に改善されていきました。

現代の日本の医療では、医科と歯科の連携がとれていないがために、見過ごされている病気、あるいは治療法が実に多くあります。あなたが今抱えている病気、なかなか治らない病気も、原因は別の場所にあるかもしれません。そのようなバラバラに見えるピースを正しくつなぎ合わせるためにも、医科と歯科の連携を強化する活動が必要だと考えています。

第10章

削らない治療と新しい医療制度が日本と世界の虫歯を救う

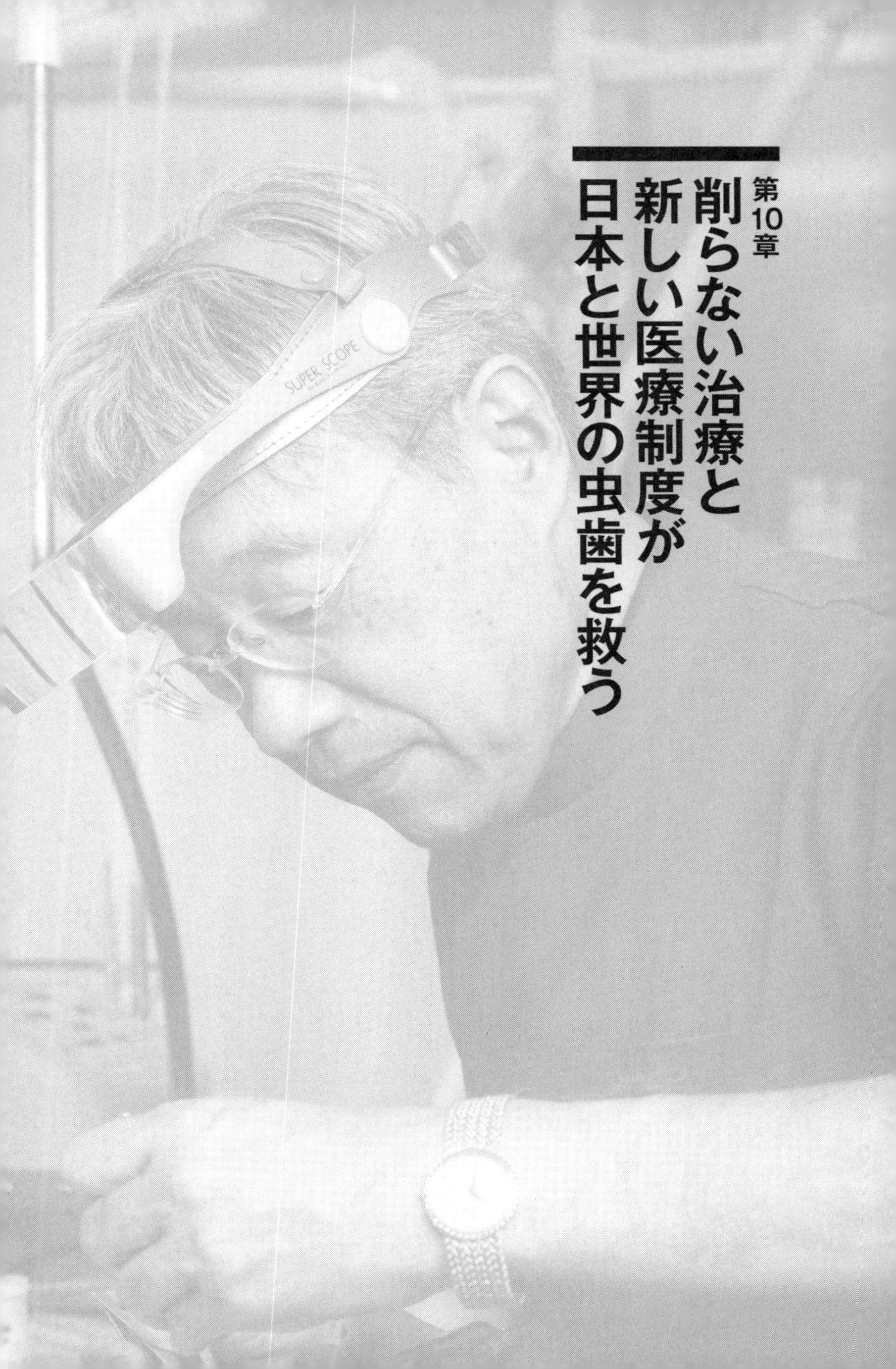

東南アジアを救う削らない虫歯治療

私が今、普及活動を行っている削らない治療法・ドックベスト療法は、虫歯治療を満足に受けられない世界の国々に、光をもたらす治療法です。私が日本でドックベスト療法を始めてから1度、ヨーロッパのドックベスト普及の第一人者であるスイス人歯科医、ミノッティ先生から、「アフリカで虫歯撲滅作戦を一緒にやらないか」と誘われたことがありました。当時の私は、時間的余裕がまったくなかったため、そのときはお断りしてしまいましたが、勉強を重ねた今となっては、ドックベスト療法の素晴らしさを世界に広めていかなくてはならないという使命感に燃え、現在は東南アジアを中心に普及を目的としたボランティア活動を行っています。

東南アジアで広めようと思ったのは、ある友人の一言がきっかけです。私の歯科大学時代の同級生や友人の中には、海外国際ボランティア活動に参加している人も多くいるのですが、その1人から「発展途上国の歯科治療の現実は、見るに堪えないものがある」と聞かされたのです。というのも発展途上国には、歯科治療が行える施設や歯科ユニットといった設備がほとんどないため、虫歯を見つけたらすぐに抜いてしまいます。この虫歯を放置し、治療できないまま将来ひどい痛みに悩まされるくらいなら、今のうちに抜いたほうがいいということのようです。

しかし、このドックベスト療法は、施設も設備も必要ありません。材料となるドックベストセメントとコーパライトさえあれば、屋外で行うことも可能です。つまりドックベストは、発展途上国にうってつけの虫歯治療法なのです。現在は、活動に賛同する医師とドックベストセメント・メーカーの協力を得て、何度もラオスへ飛び、ヘルスサイエンス大学マスターコースで講演を行ったり、実際に治療を行ったりしています。今後も年に4～5回のペースで現地に出向き、ドックベスト療法が行える歯科医師の養成を進めていく予定です。

問題は、私が今、普及活動を行っている東南アジア地域が、砂糖の消費量がとても多いことです。砂糖を多く摂る国に虫歯のある人が多いことは、WHO（世界保健機構）発表のデータでも明らかであり、実際、東南アジアの人たちの多くが、虫歯を抱えています。しかも治療ができないために、多くの人たちが歯を抜かれてしまった状態にあるのです。

ドックベスト療法を行うことは簡単でも、食文化を変えることはとても難しく、シュガー・

コントロールを浸透させるのは非常に困難です。しかし、時間をかけて理解していただき、シュガー・コントロールによる予防活動を行っていきたいと考えています。今のうちに砂糖が及ぼす害を理解していただかないと、その国がやがて日本のように裕福になったとき、おそらく生活習慣病が蔓延し、医療費は莫大になることでしょう。まずは歯のトラブルが未病状態の表れであることを知っていただけるよう、普及活動を行っていきたいと考えています。

歯科後進国ラオスでの削らない虫歯治療普及活動

現在、年に数回ラオスへ行き、ドックベストによる虫歯治療をボランティアで行っていますが、私が東南アジアで活動を始めるきっかけとなった場所は、実はカンボジアでした。日本の大学で学ぶカンボジア人留学生のチャン・トゥーン君が、私がＴＢＳテレビ「世界のスーパードクター」で紹介されたのを見て、この治療法は歯科治療の設備が不足しているカンボジアにうってつけと考え、連絡してきたのです。そこで私も、虫歯に苦しむ人たちの役に立つなら、とカンボジアへ飛び、ドックベスト療法について講演を行ってきました。

ラオスでの活動風景

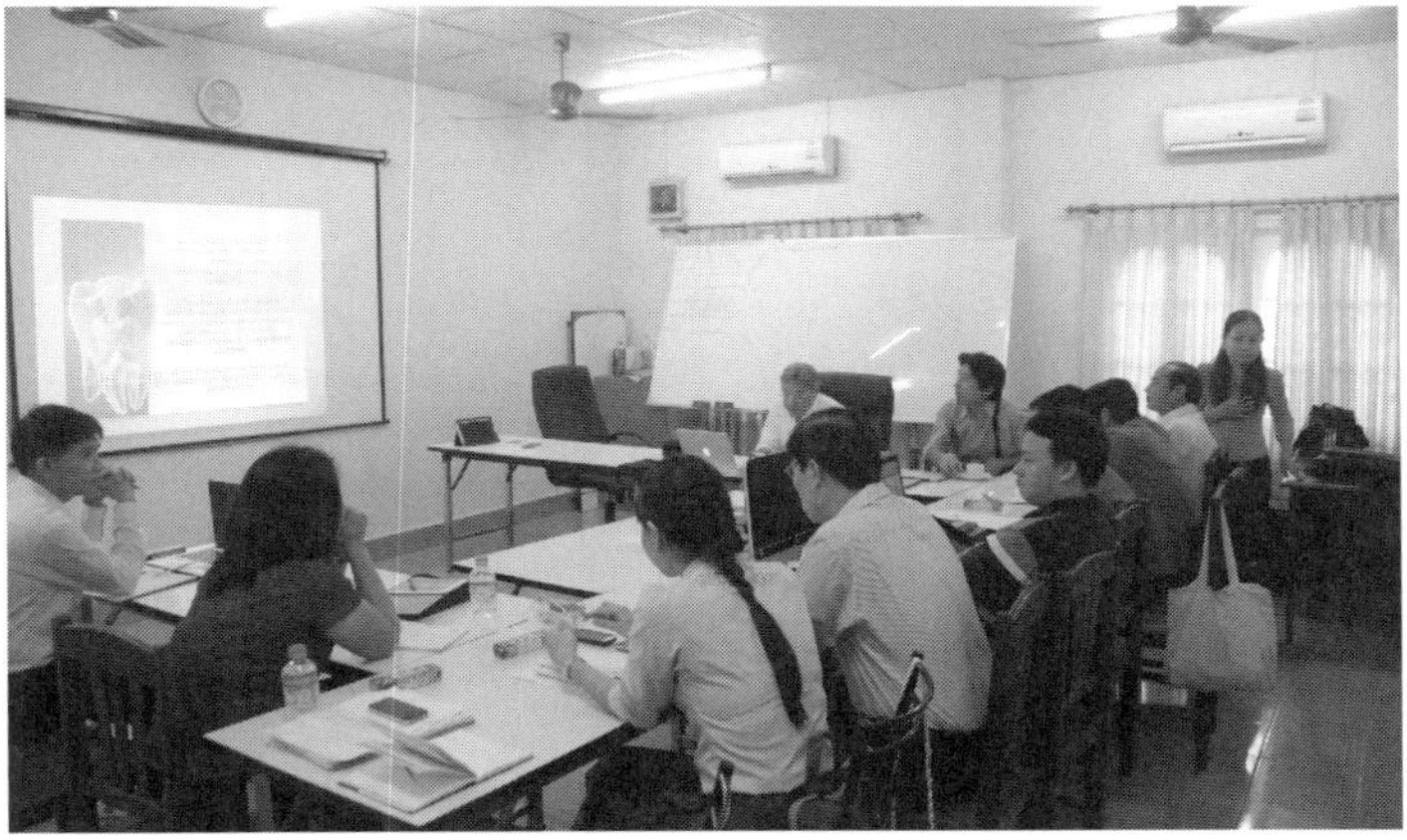

ラオス・ヘルスサイエンス大学にて講義を行う

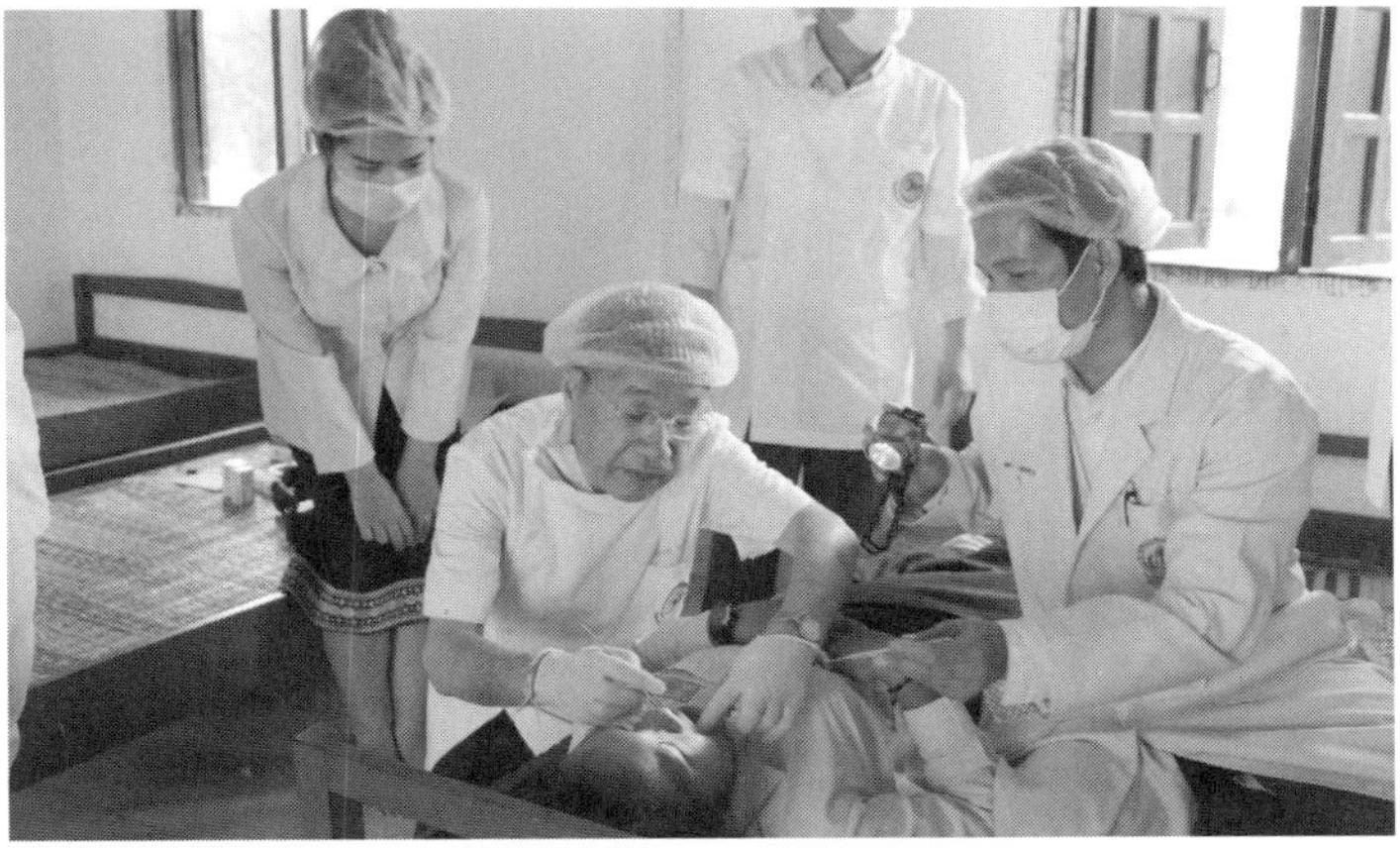

ラオスの郊外にて、マスターコースの受講生に実技指導を実施

すると、そのニュースがラオスに流れ、ラオスからも要請を受けて活動を開始することになりました。今ではこの両国のボランティア歯科活動の創始者である宮田隆先生に後押しされ、的確なボランティア活動を行うことができるようになったと実感しています。

ここ数年は年4回以上ラオスを訪問し、ラオスのヘルスサイエンス大学でドックベスト療法の基礎と実技を教えたり、地方の保健センターで現地の方々に削らない虫歯治療を無料で実施しております。

ラオスの地方では、今でも歯科治療設備はほとんどなく、虫歯があればただ抜歯するのが一般的です。しかも抜歯したあとに入れ歯を装着することもできず、残された歯だけで食事を摂っているのが現実なのです。そんなラオスに、この削らないドックベスト療法は最適な治療法だと実感させられています。

なお前述のカンボジアにおいては、カンボジア人研修生をわが家に迎え、私の診療室で研修を受けてもらっています。今後はラオス、カンボジアだけでなく、同じく歯科後進国のベトナムやミャンマーでも普及活動を展開し、日本のような削る虫歯治療ではなく、予防を中心とした歯科医療が発展するよう指導していきたいと考えております。

ドックベスト療法は歯科界に革命をもたらし、社会的に貢献できる画期的な治療法です。しかも歯科と医科との連携によって、歯性病巣感染（歯が原因の全身の病気）による難病の解決に寄与する可能性が大いにあるのです。私たち歯科医、そして全医師にとって医療は重要な職務であり、いい加減な治療はしないという使命感が大切です。確かにエビデンス（医学的根拠）を確立する必要がありますが、このエビデンスにこだわりすぎて進歩の足が止まってしまうようなことがあってはなりません。患者さんの利益を最優先に、研究を進め、ベストな医療を提供することが必要だと考えています。

あとがき

「患者の歯をダメにしている」と悩んできた歯医者が、その罪滅ぼしと国民のみなさまの真の健康増進に寄与できる歯科界をつくりたいと、長年奮闘してきました。そして還暦を過ぎた今、多くの歯科医師を含む友人達に支えられ、ようやくその方向性が見えてきたように思います。しかし現実には、多くの問題が残されています。

そうです。私自身は患者の歯をダメにしない歯医者になることはできました。しかし、いくら私たちが働きかけを行っても、日本全国の歯科界はほとんど変わろうとしません。そこで今度は世界に目を向け、私の考えに共感していただける歯科医師と交流したいと考えるようになりました。今や世界中がターゲットです。

削らない虫歯治療は、必要とされている方々に行っていただければ十分、という思いもありますが、実はそれだけではありません。この本を通してお分かりいただけたと思いますが、削らない虫歯治療は、全身の健康に寄与することができるのです。私はまず、この考え方や理論を世界中に広め、歯科から世界を変えたいと願っています。日本では、さまざまな利害関係があり、なかなか普及しませんが、このような利害のない国であれば、あっと言う間に広がることでしょう。

今回、このような形で国民のみなさまに歯を「削らなくても虫歯の治療が可能である」ことをお伝えできることは、私の歯科医師人生の中で最大の喜びであります。これでやっと歯医者になってよかったと自負できますし、後進の若い歯科医師にあとを託すことができます。そして、若い先生が次代の歯科界を担っていきたいと思えるよう、さらに精進したいと考えております。ここまでの道のりは長かったようで、短かったような気がするのは、この普及活動が充実していたからかもしれません。

このドックベスト療法に関する執筆については、すでに5～6年前からお誘いはいただいており、私も最新の虫歯治療法を広く知っていただくには出版が一番早いだろうと考えました。しかし日々の診療と学会、ボランティア活動でほとんど時間がないため、何年かかるか分かりません。それでも、書くならどうしても自分で書きたい……と思い悩んでいたとき、今回出版を手がけてくださった鈴木丈介プロデューサーに出会ったのです。鈴木さんとはプライベートな世界で出会い、一緒にボート・ライセンスを取得したり、飲み会に行ったりする仲間ですが、さまざまな相談をするうちに、このような経緯になりました。

執筆にあたっては、大勢のみなさまに大変お世話になりました。まずは私の父親です。

私は高校時代、学校の先生になりたいと思っておりました。ところがある日突然、医者になりたいと思うようになったのです。そんなとき、父親が「お前は手先が器用だから、歯医者がいいかもしれないな」と言い、高い授業料を出してくれました。本当に感謝しています。

次に感謝したいのは、人生の父親でもある大先輩の故岩田正先生です。岩田先生には私の個性を引き出していただき、「小峰は、世のため人のためになる仕事をするために、この世に生を受けた」と言っていただきました。「人生の善悪とは」「本当のリーダーとは」など心に残る〝岩田語録〟は、『親父の小言』として講演やFacebookでも紹介しています。

私の食事療法の師匠である松田麻美子先生には、ドックベストセメントのメーカーCooly&Cooly社のMariana Cooly社長をご紹介いただき、ドックベスト療法への深い勉強ができたことを感謝しています。さらに、多くの海外の関連機関や研究者をご紹介いただき、ついにドックベストの研究元であるアメリカ南カルフォルニアのロマリンダ大学のRoggenkamp教授をご紹介いただきました。そこで教授に「現在、世界で最もドックベスト普及に貢献しているのは小峰先生です」と言っていただきました。本当に関係者に対して感謝申し上げます。

最後に今回の執筆に際しまして、プロデューサーの鈴木丈介さん、コピーライターの徳島昭さん、ライターの田中真紀子さんにはいろいろご指導いただきありがとうございました。また出版に際し、ご尽力いただきました竹書房編集者の松本卓也さん、赤坂竜也さんにも大変感謝しております。おそらく、今後も執筆活動をしていかねばならないと思いますので、引き続きご指導をお願いし、筆を置きます。

おもな参考文献

『デンタルカリエス　原著第2版　その病態と臨床マネージメント』
(Ole Fejerskov・Edwina Kidd：編／髙橋信博・恵比須繁之：監訳／医歯薬出版)
『Cohen's Pathways of the Pulp 11th edition』
(Kenneth M. Hargreaves・Louis H.Berman：著／ELSEVIER)
『クリニカル カリオロジー』(熊谷崇・他著、医歯薬出版)
『Dentinal Fluid Transport』
(Ralph Steinman：著、John Leonora.Loma Linda University School of Dentistry)
『Cure Tooth Decay』(Ramiel Nagel：著、Golden Child Publishing, CA)
『The Magnesium Miracle』(Carolyn Dean：著、Ballantine Books, NY)
『Cure Gum Disease Naturally』(Ramiel Nagel：著、Golden Child Publishing, CA)
『The China Study』(T. Colin Campbell・Thomas M. Campbell Ⅱ：著、Benbella Books,TX)
『Transdermal Magnesium Therapy』(Mark Sircus：著、iUniverse,Inc Bloomington)
『Oil Pulling Therapy』(Bruce File：著、Piccadilly Books,Ltd. CO)
『Journal of Periodontology』(2012、AAP)
『Pure, White, and Deadly, How Sugar is killing us and what We can do to stop it』
(John Yudkin：著、Penguin Books)
『Vitamin K2 and the Calcium Paradox』
(Kate Rheaume-Bleue, HaeperCollins Publishiers Ltd Canada)
『Year of no Sugar』(Eve O. Schaub：著、Sourcebooks, Inc)
『歯医者の99%は手抜きをする　ダメな歯医者の見抜き方 いい歯医者の見分け方』
(長尾周格：著、竹書房)
『日本人はこうして歯を失っていく　専門医が教える歯周病の怖さと正しい治し方』
(日本歯周病学会・日本臨床歯周病学会：著、朝日新聞出版)

巻末付録❶

歯とドックベストに関するQ&A

Q 歯が痛いのですが、すぐに歯医者に行けません。どうしたらいいですか。

A まずは砂糖や砂糖を含む食べものを一切食べない「シュガー・カット」を行ってください。2～3日すれば痛みが和らいでくるはずです。2週間継続すれば、痛みはほぼなくなりますが、砂糖を食べると再発しますので、早めに治療に行ってください。

Q 甘いものがやめられません！どうしたらいいですか。

A どうしても食べたいときは、1日1回昼食後に、甘すぎないくだものを食べてもかまいません。くだものには果糖が含まれますが、食物繊維も一緒に取り込むため、血糖値が急激に上がるのを抑えてくれます。ただし品種改良で極端に糖度を上げたくだものは、血糖値を上げやすくなっているので、避けてください。またシュガーレスといわれる人工甘味料には、別の害がありますので、こちらも避けてください。

Q ドックベスト療法は保険診療外だそうですが、虫歯1本治療するのに、いくらかかりますか。

A 自由診療のため、歯医者によって異なりますが、1本あたり1万円～2万円です（かぶせもの等の料金は別途）。高いと感じる方もいらっしゃるかもしれませんが、1本の歯を治療するのに何度も通院した結果かかる費用、および将来虫歯が再発したり、インプラントを施すことになった場合にかかる費用を合計した場合と比べたら、非常に安いと考えています。詳しくはP83の表を参照してください。

Q ドックベスト療法を掲げている歯科クリニックであれば、どこに行っても同じ治療が受けられますか。

A 残念ながら、ドックベスト療法をうたいながら、実際はその技術を持たず、間違ったやり方で行っている歯医者もいるようです。まずは電話で、施術内容を問い合わせていただき、削らない治療をしているか、確認していただくことをおすすめします。巻末にドックベストセメント療法を実践する歯科クリニックのリストを掲載していますので、受診の参考にしてください。

Q 乳歯が虫歯になった場合もドックベスト療法は受けられますか。

A 受けることはできますが、技術的にかなり難しいため、安易には行うことができません。乳歯と永久歯というのは、構造がまったく異なり、体内の液体の出入り口である象牙細管も非常に粗くできています。さらに歯そのものがもろいため、トラブルが起こる可能性があります。乳歯の虫歯治療をドックベストでやりたい方は、ドックベストを実践する小児歯科専門医にかかることをおすすめします。
ちなみに私の場合、乳歯の虫歯は治すのではなく、ドックベストセメントを塗って痛みと進行を抑えながら、虫歯ができない口内環境づくりの指導を行っています。（P87参照）

Q 歯磨きは虫歯予防にはならない、とのことですが、やらなくてもいいのでしょうか。

A 虫歯の主な原因は砂糖であり、砂糖を断つことが一番の予防法です。しかし口の中を清潔に保つことで菌の繁殖が抑えられ、炭水化物を食べて歯垢が付着した場合は、そこから歯周病になる可能性もありますので、お口の環境を整えるという意味で行うといいでしょう。ただし食後すぐの歯磨きは避けてください。

Q フッ素塗布やデンタルリンスはやったほうがいいですか。

A フッ素にはそれほど虫歯予防効果はありませんので、やる必要はありません。虫歯抑制効果がないばかりか、脳機能の低下や発がん性も指摘されているので、むしろやらないほうがいいと考えています。またデンタルリンスは刺激が強いものが多く、虫歯菌だけでなく口腔内に必要な常在菌まで殺菌してしまうため、トラブルの原因になります。

Q 歯周病がなかなか治りません。どうしたらいいでしょうか。

A 歯周病は糖質の過剰摂取が原因ですので、とにかく糖質を控えてください。そして血糖値を急激に上げないGI値の低い食べものを摂るようにしてください。食事に気をつけていただければ、徐々に改善してくるはずです。私のクリニックでは、その方法で多くの患者さんが歯周病と糖尿病を克服しています。

Q よい歯医者、悪い歯医者の見分け方を教えてください。

A 初めて歯医者に行ったときに、客観的に判断できる材料として、外観が華美なところや、待合室などに大量の賞状などを掲示している歯医者は、診察内容より見た目を重視していると考えられます。また頻繁に広告を出しているところも、広告規制の網の目をくぐったものですので、ルールを守らない歯医者と捉えることができます。さらに、診察室に清潔感がないところ、待合室に人が溢れているところも、丁寧な診察が受けられない可能性があり、おすすめできません。
一方、最新の設備を導入しているところ、全身の健康診断ができるところは、常に新しい情報を入手し、最善の治療法を研究している歯医者だと考えられますので、最新の技術と知識で治療が受けられる可能性があります。

巻末付録❷

小峰一雄 歯科医師の社会活動

「小峰一雄塾」の開催

https://komine.juku.bz/

毎月3回程度、東京・大阪などの大都市で、一般歯科医を対象とした医療セミナーを開講しています。さらに日本全国の歯科医師が学びやすいよう、インターネットを利用したe-Learning「小峰一雄塾」でも、セミナーに準拠した最新の歯科医療情報を公開しています。

「東南アジア」でのボランティア活動

年4回ほど、東南アジアのラオスやカンボジアを訪れ、大学や病院でドックベスト療法の講演や具体的なノウハウの伝授を行うなど、ドックベスト療法の普及活動に努めています。2015年2月に、ラオスの大学の客員教授に任命。

巻末付録❸
ドックベスト療法を実践する歯科クリニック一覧

	医師名	医院名	住所	電話番号
北海道	鎌田研祐	鎌田歯科医院	札幌市手稲区前田6条16-1-6	011-683-3699
	高橋真人	西野イーズデンタルクリニック	札幌市西区西野7条8-9-17	011-666-7600
	挽地俊哉	グランド歯科医院	札幌市中央区北2条西3-1-8	011-261-8066
宮城県	佐々木金也	いずみ中山歯科	仙台市泉区南中山2-12-7	022-376-2931
	佐藤光彦	よねやま歯科診療所	登米市米山町西野字西裏39	022-055-3300
	長澤裕	ながさわ歯科医院	仙台市泉区高森2-1-7	022-377-9156
秋田県	石川承平	いしかわ歯科・矯正歯科	秋田市広面字野添181	018-887-3988
山形県	隠明寺亮	あきら・デンタルクリニック	山形市馬見ヶ崎1-6-3	023-682-6480
茨城県	中上恵子	檜山歯科	水戸市本町1-11-20	029-231-7686
栃木県	石井久恵	2丁目石井歯科医院	足利市葉鹿町2-23-3	028-462-0881
	小堀雅史	小堀歯科医院	栃木市泉町13-18	028-223-2640
群馬県	金子裕光	かねこ歯科医院	伊勢崎市南千木町2395	027-022-0120
	塩田幸也	しおた歯科医院	伊勢崎市除ヶ町334-6	027-031-2218
	清水英之	はるな歯科クリニック	高崎市中里見町363-1	027-374-4618
	屋代哲	屋代歯科医院	太田市高林西町382-26	027-638-0513
埼玉県	東竜二	あずまファミリー歯科	川越市神明町13-15	049-227-6485
	石塚ひろみ	田中歯科診療所	草加市松原4-4-6	048-941-9711
	今村俊介	今村歯科医院	北本市東間8-104	048-543-1752
	薄井俊朗	本庄デンタルクリニック	本庄市けや木3-20-10	049-523-1259
	榎本昭紀	榎本デンタルクリニック	富士見市ふじみ野東1-1-3	049-264-7775
	佐伯永	佐伯歯科クリニック	幸手市中2-13-21	048-044-1818
	高安洋 高安晃	木馬歯科	狭山市入間川3-31-5 イオン武蔵狭山店3F	042-953-8422
	角井真弓理 角井知世	膝子つのい歯科医院	さいたま市見沼区大字膝子749-1	048-686-9739

	医師名	医院名	住所	電話番号
埼玉県	戸部義彦	戸部歯科医院	川越市脇田本町6-9 渡辺第五ビルプラザビル4F	049-244-8787
	沼倉映子	ホワイト歯科わかば	坂戸市塚越20-20	049-288-2212
	野中公人	のくぼ太陽歯科医院	蓮田市蓮田1-3	048-764-0665
	安井将生	安井歯科医院	白岡市上野田1161-1	048-091-0050
	渡辺眞生	歯科渡辺医院	久喜市下清久676-1	048-023-5553
千葉県	磯貝祥子	福永歯科医院	勝浦市墨名801	047-073-0350
	植木弘子	わらび歯科医院	四街道市美しが丘3-7-1	043-433-2066
	大島晃	ビー・アイ 歯科診療所	君津市君津1番地 君津健康センター1階東側	043-954-1949
	加納邦弘 大竹法子	加納歯科医院	柏市松葉町6-9-1	047-133-0418
	坂下顕照	南高津歯科医院	八千代市高津390-274	047-459-8811
	佐藤博章	市川ビル さとう歯科医院	船橋市本町1-17-3 市川ビル1F	047-431-4721
	宮嶋和代	みやじま歯科	市川市行徳駅前2-20-2	047-307-4618
	高山謙一	しろいファミリー歯科	白井市堀込1-1-1-1階	047-491-4912
	床田知子	ローズ光ヶ丘歯科	柏市東中新宿3-4-2 イーストハイツ1F	047-174-4111
	野平泰彦	松本歯科医院	銚子市前宿町53	047-922-0635
	矢澤京太郎	やざわ歯科クリニック	船橋市習志野5-4-14	047-474-8249
東京都	麻生高志 麻生佳子	あそう歯科 クリニック	中野区野方4-19-2 高見沢ビル2F	03-3387-8811
	新井伸治	新井歯科	江戸川区東小岩1-4-4	03-5668-8140
	石河信高	石河歯科医院	渋谷区恵比寿4-5-25 シャンボール恵比寿1F	03-5420-3900
	梅宮和子	パール歯科医院	中央区銀座7-10-8 第五太陽ビル6F	03-3571-4138
	大野美知昭	大野歯科クリニック	調布市調布ヶ丘2-14-7	042-490-9909
	大畑洋平	大畑歯科医院	世田谷区船橋1-1-15 ヒルサイドビル2F	03-5799-7395
	貝塚浩二	コージ歯科	葛飾区お花茶屋2-5-16	03-3601-7051
	金沢悦子	アイリス歯科	江東区亀戸2-33-4 ライオンズ亀戸第2-1F	03-3637-7860
	亀井勝行	ノーブル デンタルオフィス	世田谷区上北沢3-6-21	03-3306-3671
	鴨井初子	茗和歯科医院	文京区大塚3-23-4 ベナテス協和2F	03-3946-0418
	吉良信史	きら歯科クリニック	西多摩郡瑞穂町 箱根ヶ崎137	042-557-0079

	医師名	医院名	住所	電話番号
東京都	熊川貴昭	みさき歯科医院	渋谷区渋谷1-7-14	03-3499-4018
	近藤秀男 近藤貴之	コンドー（近藤） 歯科医院	新宿区百人町1-18-8 大久保カドビル1F	03-3365-5755
	静間景和	しずま歯科クリニック	板橋区高島平8-18-2-101	03-5399-6331
	鷲見渉午	すみ歯科	新宿区新宿1-9-1 ネオックス新宿1F	03-5368-5484
	瀬戸幸彦	ワイズ歯科	杉並区浜田山3-24-8	03-5316-1255
	高島忠信 西山智雄	たかしま歯科 クリニック	西東京市保谷町5-18-9 ラフォーレ田無1F	042-469-0258
	高橋周一	（医）誠涼会 S.P.デンタル	武蔵野市中町2-1-10 アップルウェイ武蔵野1階	042-238-8752
	武井みどり	みどりアロマティック デンタルサロン	北区東十条3-15-10 BOX-1 2F	03-3913-5464
	中上孝仁	天野歯科医院	千代田区霞が関3-2-3 霞が関コモンゲート アネックス1階	03-3502-3007
	中川尚彦	なかがわ歯科医院	練馬区石神井町4-4-3 YSビル1階	03-3996-6077
	中嶋直子	デンタルケア ナオコ歯科	世田谷区駒沢4-19-9	03-5433-1180
	丹羽祐子	（医）橋本会 橋本歯科医院	新宿区北新宿1-4-8	03-3368-1809
	細谷のり子	細谷歯科	新宿区高田馬場3-3-9 山下ビル3F	03-5337-6758
	山村晋一	やまむら歯科	足立区西新井5-1-5	03-5647-4618
	吉川文広	ファーストデンタル オフィス	調布市西つつじヶ丘 3-26-9 植松ビル1F	042-444-8413
	吉田成利	吉田歯科クリニック	港区北青山2-2-5 ヴァレンナ北青山4F	03-3401-0150
	和久本雅彦	和久本歯科医院	文京区本郷3-43-14	03-3811-4407
神奈川県	青山大樹	青山デンタル クリニック	小田原市南鴨宮2-33-3 ロイヤルマンション 南鴨宮1F	046-547-0070
	小野寺久美子	えだ歯科医院	横浜市青葉区荏田北 3-1-4-2F	045-912-0242
	岡本健人	はすみ歯科	綾瀬市寺尾西3-10-21 ところマンション1F	046-779-1889
	加藤昌美	加藤歯科医院	川崎市多摩区三田4-5546	044-922-5100
	上出正幸	上出歯科医院	横浜市中区元町5-198-1 ポーラビル4F	045-662-4632

	医師名	医院名	住所	電話番号
神奈川県	加茂博士	加茂歯科	鎌倉市雪ノ下1-16-24	046-724-8022
	小城哲治	ヒロ歯科	藤沢市湘南台1-20-1	046-643-6466
	齋藤徹	さいとう歯科医院	横須賀市久里浜4-11-15 ライフコンフォート久里浜3F	046-833-5582
	佐藤文彦	さとう歯科クリニック	相模原市緑区橋本6-2-3 B'sモール2F	042-700-1121
	進藤雄一	しんどう歯科クリニック	座間市ひばりが丘4-7-35	046-258-3718
	杉山由希子 藤井映美子	杉山デンタルクリニック	横浜市港北区日吉本町1-15-12	045-211-4018
	鈴木則文 渡邊拓朗	（医）翔雄会 すずき歯科医院	横浜市神奈川区大口通138-9	045-423-4182
	恒川浩隆	陽光台歯科クリニック	相模原市中央区陽光台2-21-23	042-730-9099
	天雲丈敦	てんくも歯科医院	横浜市都筑区北山田1-9-3 EKINIWA KITAYATA 2F	045-591-3728
	成瀬龍一	きりが丘歯科クリニック	横浜市緑区霧が丘3-2-10 北辰ビル1F	045-923-0018
	原田圭一	（医）天晴会 はらだ歯科	横浜市港南区上大岡西3-9-1 あんふあんビル101	045-847-3718
	平下光輝	ルミエル歯科医院	相模原市陽光台5-19-17	042-768-3334
	水木のぶこ	水木歯科医院	横浜市南区通町2-27	045-742-2233
	宮路早苗	村上歯科医院	横浜市西区戸部本町15-5	045-321-3811
	村田賢二	松風台アニュー歯科クリニック	横浜市青葉区松風台46-2	045-961-9960
新潟県	間昭憲	間歯科医院	新潟市中央区南出来島1-15-10	025-281-1182
	佐藤聡	さとう歯科クリニック	村上市田端町8-10	025-453-8330
	鈴木公子	ひまわり歯科医院	柏崎市西山町西山206-11	025-748-2152
	竹中高子	佐藤歯科医院	上越市本町6-2-1	025-523-8445
	山田亜佐子	花みずき歯科医院	新潟市東区寺山3-30-24	025-271-6665
長野県	小林尊	(医)小林歯科医院	長野市浅川4-113-147	026-243-9898
	徳山岳志	中条歯科診療所	長野市中条2626番地	026-267-2034
静岡県	小野義晃	わかば歯科医院	駿東郡小山町一色331-1	055-078-1245
	鈴木俊将	ベル歯科医院	沼津市中沢田290-4	055-924-8088
	廣瀬尋範	ヒロティースケアクリニック	静岡市清水区江尻台町23-6	054-270-4618
愛知県	今川直樹	（医）育徳会 磯村歯科医院	一宮市千秋町佐野字郷西1-1	058-676-4258

	医師名	医院名	住所	電話番号
愛知県	高橋泰	たかはし歯科	名古屋市北区上飯田北町2-58	052-981-3429
	森川真作	(医)真美会 森川歯科クリニック	春日井市気噴町5-8-3	056-852-1118
山梨県	村松慶一郎	村松歯科医院	西八代郡市川三郷町市川大門1336	055-272-0063
三重県	大林敏	鴻之台歯科診療所	名張市鴻之台4-24	059-563-4871
	永田肇	さくら歯科	四日市市桜町1278-3	059-326-0054
滋賀県	神奈川勝	かながわ歯科医院	大津市一里山5-36-7	077-544-2737
	田村正治	田村歯科医院	大津市打出浜4-8	077-524-8811
京都府	本田顕哲	(医)顕樹会 本田歯科クリニック	京都市伏見区深草北新町631-1	075-645-7070
	村井正剛	村井歯科医院	京都市右京区 山ノ内西裏町15-2	075-311-5811
	山田香	かおり歯科	京都市中京区西ノ京 南上合町28 ベルデ春日101	075-822-5171
	山村成弘	やまむら デンタルクリニック	相楽郡精華町光台 4-28-5	077-493-4755
大阪府	泉田尚宏	泉田歯科医院	守口市本町1-5-8 京阪守口駅ビル3F	06-6993-7290
	中田朋宏	中田歯科医院	大阪市中央区日本橋 2-12-1	06-6641-1478
	中埜健太郎	なかの歯科 クリニック	大阪市住吉区苅田 3-17-24 ハイツ栗新我孫子1F	06-6606-2500
	松浦宏幸	松浦歯科クリニック	堺市北区長曽根町 3081-21	072-246-4618
	森浦弘行	森浦歯科	大阪市天王寺区上本町 6-4-18	06-6773-3877
	南郷谷香利	(医)燦燦 なんごうや歯科医院	東大阪市宝持3-4-2	06-6724-1881
兵庫県	井上秀彦	井上歯科	尼崎市東園田町3-27-2	06-6497-3700
奈良県	高田利之	高田歯科医院	奈良市富雄北1-3-5 キタタビル2F	074-241-5218
	西田眞男	西田歯科医院	奈良市大宮町3-4-34 青垣ビル2F	074-234-8558
	西塔治	ならまち ワンネス歯科	奈良市北風呂町37-1	074-223-2200
和歌山県	伊藤建治	いとう歯科医院	西牟婁郡白浜町1420-3	073-982-1850

	医師名	医院名	住所	電話番号
鳥取県	並河真	松下歯科医院	鳥取市栄町763 メルヘンビル2F	085-722-8212
岡山県	西原直広	岡山中央歯科 クリニック	岡山市北区伊島北町7-5 プライマリーケアセンター 伊島5F	086-898-1118
山口県	来島孝晴	（医）玄晴会 きじま歯科クリニック	美祢市大嶺町東分 1384-1	083-752-1826
徳島県	山内里津	はぐくみの森歯科 クリニック	鳴門市大麻町萩原字山田 107-7	088-683-5511
香川県	木谷光輔	木谷歯科医院	仲多度郡多度津町元町4-6	087-732-6480
	松下直弘	まつした歯科医院	高松市上福岡町916-4	087-863-6755
愛媛県	能智星悟	駅前歯科	東温市横河原285-1	089-964-8241
福岡県	大林京子	大林歯科小児 歯科医院	宗像市日の里6-4-5	094-036-1182
	津本久美子	グリーン 総合歯科医院	福岡市城南区堤 1-10-15-1F	092-864-3002
	吉永敏明	（医）フクシア あい歯科 キャナルシティ博多	福岡市博多区住吉1-2-25 キャナルシティ博多 ビジネスセンタービルB1F	092-283-6650
長崎県	上田倫生	上田歯科医院	南島原市深江町丙281-1	095-772-2233
	齋藤秀文	ひでふみデンタル クリニック	西彼杵郡長与町高田郷 951	095-814-5700
	根木節子	（医）征友会 ねぎ歯科医院	雲仙市瑞穂町西郷辛 1041-1	095-777-4182
宮崎県	河野保彦	かわの歯科	西都市下妻1-1	098-343-0755
沖縄県	狩谷選	グレイスデンタル クリニック	中頭郡中城村字南上原 364-1	098-895-6868

※これらはすべて2016年11月現在のものです。その後変更された場合はご了承ください

装幀　米谷テツヤ
本文デザイン　安野淳子・白根美和
本文イラスト　N&Iシステムコンサルティング(株)
カバー本文写真　山田浩一郎
編集　赤坂竜也・松本卓也／竹書房

小峰一雄
Komine Kazuo

1952年生まれ。歯学博士。城西歯科大学（現明海大学歯学部）卒。小峰歯科医院理事長（埼玉県比企郡）。37年前に開業して数年後、歯を削るとかえって歯がダメになる事実に直面し、以来「歯を削らない、抜髄しない」歯科医師に転向。独自の予防歯科プログラムを考案するとともに、食事療法、最先端医療を取り入れた治療を実践している。歯を削らずに虫歯を治療する「ドックベストセメント療法」の日本における第一人者として、2011年のTBS「世界のスーパードクター」をはじめ、メディアでの紹介も多数。現在は、ドックベストセメント療法を広めるセミナーを各地で開催するほか、東南アジアにてボランティア活動を展開。2015年、ラオス・ヘルスサイエンス大学客員教授に就任。日本全身歯科研究会会長、Kデンチャー研究会主宰。

名医は虫歯を削らない
虫歯も歯周病も「自然治癒力」で治す方法
2016年11月15日初版第一刷発行　検印廃止

著者　小峰一雄
発行人　後藤明信
発行所　株式会社竹書房
〒102-0072　東京都千代田区飯田橋2-7-3
電話（代表）：03-3264-1576
電話（編集）：03-3234-6301
竹書房ホームページ　http://www.takeshobo.co.jp
印刷所　共同印刷株式会社

ISBN978-4-8019-0887-1 C0047
定価はカバーに表示してあります。
落丁・乱丁本の場合は竹書房までお問い合わせください。